Lebe ohne Stress!

135 Experten-Tipps
zur Stressbewältigung

Ein gelassenes, glückliches, zufriedenes und erfülltes Leben ohne Stress

Autorin: Daniela Lechler

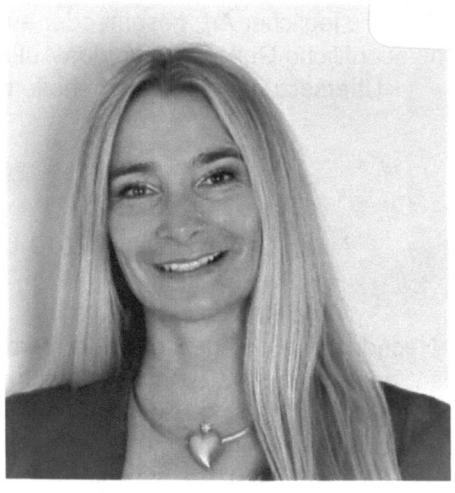

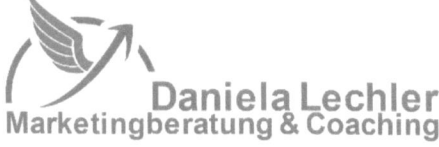

Daniela Lechler
Marketingberatung & Coaching

Urheberrecht

Impressum

Autor: Daniela Lechler 2019
1.Auflage
Alle Rechte vorbehalten.
Nachdruck, auch auszugsweise, verboten.
Kein Teil dieses Werkes darf ohne schriftlich Genehmigung des Autors in irgendeiner Form reproduziert, vervielfältigt oder verbreitet werden.
Kontakt: Daniela Lechler Marketingberatung & Coaching; Reschenberg 9; 79297 Winden 1
Covergestaltung: Michael Mehler
Coverfoto: Thomas Lechler
Formatierung und Korrektorat: Sonja Streiner

Inhalt

Widmung

Ich danke allen Personen und allen positiven wie negativen Situation und Umständen, die ich in meinem Leben erleben durfte.

All das hat mich dahin geführt und zu dem gemacht was ich heute bin.

All das war notwendig und sinnvoll, damit ich heute aus vollster Überzeugung sagen kann: Ja, ich lebe ein glückliches, zufriedenes und erfülltes Leben – ich lebe meinen Sinn des Lebens!

Ganz besonders Danke ich den Personen, die an mich geglaubt haben und mich immer wieder ermutigt haben weiter zu machen, meinen eigenen Weg zu gehen und meinen wahren Lebenssinn zu leben.

Ein ganz besonderer Dank gilt meinem Ehemann Thomas Lechler.

In Liebe und Dankbarkeit

Daniela Lechler

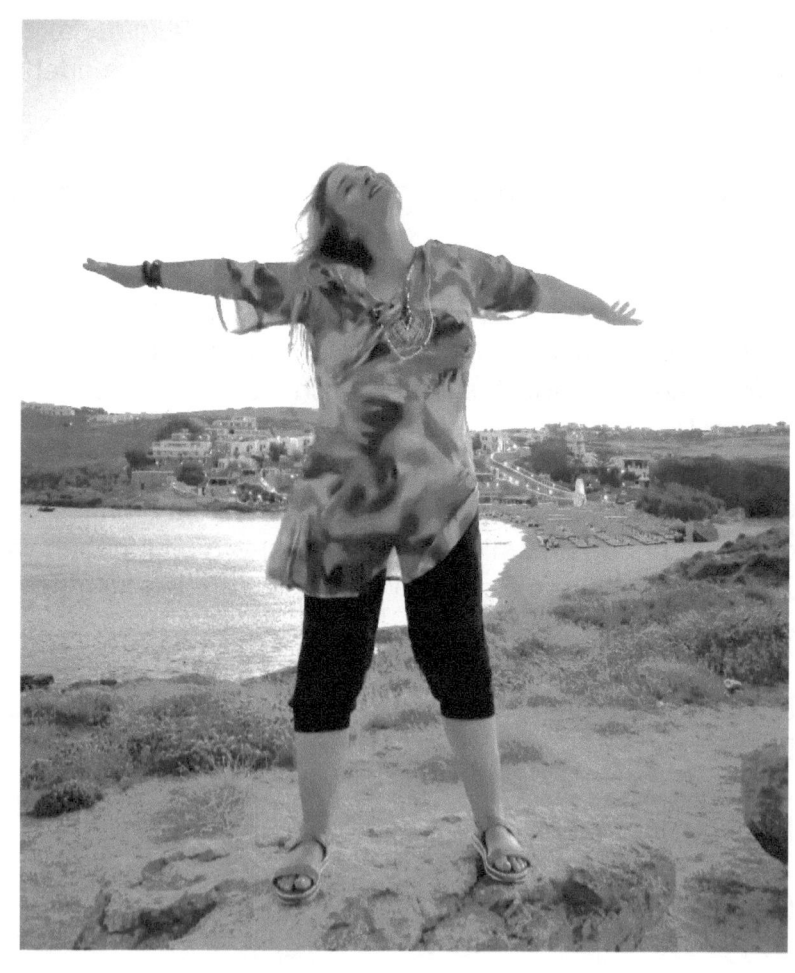

Einleitung

Warum ich dieses Buch geschrieben habe

Bevor du mit dem Lesen dieses Buches beginnst solltest du mich, mein Name ist: Daniela Lechler – die Buchautorin dieses Buches, meine Geschichte und meine Beweggründe - näher kennenlernen.

Ich hatte eine tolle Kindheit. Aber als Älteste von 3 Kindern – noch dazu mit 2 Brüdern waren da schon mal Kampf und Ellenbogen angesagt. Schon früh begann ich auf meine Brüder aufzupassen und Verantwortung zu übernehmen. In der Schule war ich bei den Besseren – nicht bei den Besten, aber immer fleißig ohne ein „Streber" zu sein. Also eher gutes, „zuverlässiges" Mittelmaß. Schon früh wollte ich in die Werbung und während andere bei den Werbeeinblendungen wegschalteten schaute ich sie mir an. Es war also klar, dass ich in die Werbung bzw. ins Marketing will. Bei der Berufsberatung sagte man mir, dass es hier in der Region keine Ausbildungen zur Werbekauffrau gäbe und wenn, dann nehmen sie nur Männer. Das wollte ich so nicht akzeptieren. Ich bekam aber mit, dass ein großer Pharmakonzern in Freiburg eine Werbeabteilung hat – ja, da wollte ich hin. Nach meinem Abschluss in der Realschule und dem einjährigen Berufskolleg absolvierte ich in eben diesem Pharmakonzern eine Ausbildung zur Industriekauffrau. Dann ging meine Karriere ziemlich schnell nach oben. Das Verantwortungsbewusstsein, Selbstvertrauen, meine Willenskraft und die Ellenbogen halfen mir dabei.

Bereits im zarten Alter von 20 Jahren war ich Leiterin der hauseigenen Media-Agentur dieses Pharmakonzerns – ich bin also in der Werbung gelandet und kümmerte mich hauptsächlich um die Anzeigen-Kampagnen. In dieser Position war ich verantwortlich für Mitarbeiter, Azubis und für den Umsatz und den Gewinn der Agentur. Jedes Jahr wurde die Rendite berechnet und auf den Prüfstand gesetzt – immer mit der „Gefahr", wenn die Zahlen nicht stimmen, dann wird die Agentur geschlossen. Aber die Zahlen lagen jedes Jahr über den Erwartungen und trotzdem „musste" ich mehr machen und mehr geben … neue Projekte, neue Kunden, neue Ideen, besser verhandeln und mich als „kleines, blondes Mädchen" in der „harten Männerwelt" durchsetzen.

Ich war also permanent im Stress, hetzte von einer Besprechung zu anderen und war ständig dabei mich und meine Umwelt zu optimieren, effektiver zu werden umso nur noch mehr Projekte stemmen zu können. Aber woher kam der Stress? War das der Druck von außen? Wohl eher nein, denn der meiste Stress kam von mir selbst: Ich wollte erfolgreich sein, der Verantwortung gerecht sein, effektiver und schneller arbeiten und das gelingt ja nur durch noch mehr Anstrengung – glaubte ich zumindest.

Nach 11 Jahren wurde dieser Pharmakonzern von einem größeren Konzern aufgekauft und ich musste mich neu orientieren. Nachdem ich verschiedene Angebote von Media-Agenturen bekommen und dort auch probegearbeitet hatte, sagte ich mir „Nein" – ich will zukünftig noch mehr in Richtung Marketing.

Freiwillig und bewusst bin ich einen Schritt in der Karriereleiter zurück und bin als Mitarbeiterin im Standortmarketing eines regionalen Energieversorgers neu durchgestartet.

Knapp 2 Jahre später war ich die Leiterin des Bereiches Marketing-Services. Mit noch mehr Mitarbeitern, Azubis und Verantwortung. Komplett fremd gesteuert durch Unternehmens-Ziele, eigene Ziele und eine Assistentin, die einen hervorragenden Job machte und meinen Tag perfekt plante.

Aber nicht nur Ziele änderten sich, auch gab es immer wieder Umstrukturierungen und Neuerungen. So wurden auch die Führungskräfte hinterfragt und ich musste mich auf den eigenen Job bewerben. Alles wurde in Frage gestellt - am Ende des Prozesses wurde mir vor versammelter Mannschaft in der Abschlussbesprechung gesagt, dass ich meinen Job behalten „darf" und dazu noch die Verantwortung für die Steuerung des externe Call-Centers in Berlin bekomme. Wollte ich das? Nein, das wollte ich sicher nicht, aber wer wehrt sich schon, wenn der Vorstand das beschließt und jedem die Neuerung verkündet ohne den Betroffenen selbst vorab zu informieren.

War das der Druck von außen? Hatte ich keine andere Wahl? Wohl eher nein, denn der Druck kam wieder von mir selbst – gefangen im gleichen Muster. Ich wollte erfolgreich sein, der Verantwortung gerecht sein, effektiver und schneller arbeiten und das gelingt ja nur durch noch mehr Anstrengung – glaubte ich zumindest.

Ich fing also an das Ganze „schön zu reden" mit eigenen Ausreden wie z.B.: „ja, ich bekomme eben Schmerzensgeld". Aber macht „Schmerzensgeld" einen Menschen glücklich und zufrieden? Führte ich ein erfülltes Leben? Definitiv: Nein - obwohl ich so oft es ging im Urlaub war, eine tolle, funktionierende Beziehung auf Augenhöhe hatte und mir alles leisten konnte was ich wollte.

Für einen Außenstehenden also perfekte Zustände – mal abgesehen von den Arbeitszeiten.

Auch wenn ich das ein oder andere Mal gedacht habe: „Nein, das will ich nicht mehr!" Der gesunde Menschenverstand sagte mir: „So einen Job kannst du nicht aufgeben und wenn du etwas Vergleichbares willst, dann musst du woanders hinziehen, das aber wollte ich auf keinen Fall, also kam meine nächste Ausrede, die so lautete: „Halte durch und geh früher in Rente."

Irgendwann hatte das Schicksal wohl Mitleid mit mir – mal wieder eine Umstrukturierung. Das Marketing wurde aufgelöst und ich kam zu einem Alpha-Mann. Der mit „starken, selbstbewussten Frauen" Probleme hatte und fachliche Kritik gerne persönlich nahm. Alles weitere ging dann relativ schnell. Nachdem das Alpha-Männchen alle Informationen von mir hatte, bekam ich eine grundlose Kündigung. Ein „Arschtritt" sozusagen nach 14 Jahren treuen und erfolgreichen Diensten. Eine Welt brach zusammen – schließlich habe ich mich persönlich und gesundheitlich aufgerieben für diese Firma. Hatte ich das verdient? Ich habe meine Ellenbogen ausgefahren und in einem Vergleich vor Gericht wurde mir mein Ausscheiden leichter gemacht.

Die darauffolgenden 2,5 Jahre habe ich damit verbracht herauszufinden, was ich wirklich will. Ich stellte mir bewusst die Fragen, die ich mir früher nie stellen wollte, wie z.B.:

- Für was „brenne" ich?
- Was ist mein Lebenssinn und was macht mich wirklich glücklich und zufrieden und sorgt dafür, dass ich ein erfülltes Leben führen kann?

Es folgte die Ausbildung zum Business-Coach (IHK zertifiziert) und Mentaltrainerin (IHK zertifiziert), mehrere Fortbildungen in Sachen Mentaltraining, Mind-Set-Kontrolle, Besuch der Masterclass von Damian Richter, usw. Ich nahm mir viel Zeit für Urlaub, für mich und endlich auch mal Zeit mich um meine Vergangenheit im selbst gebauten Hamsterrad zu überdenken und zu verändern.

Dabei habe ich eines klar erkannt: Es sind nicht die Anderen oder die Umstände schuld daran gewesen, dass ich kein richtig glückliches, erfülltes und zufriedenes Leben führen konnte – letztendlich war es immer nur eine Person: ICH war es!

Ich hatte doch alles im Griff. Ich hätte kündigen können, keiner verlangte von mir diese Karrieren zu machen, ich hätte nicht so viel Projekte machen brauchen und vor allen Dingen, ich hätte mich schon viel früher reflektieren können, ich hätte mir einen guten Coach holen können und den Gründen für meine innere Unzufriedenheit viel früher auf den Grund gehen können.

Heute gebe ich u.a. Seminare zum Thema: Stressmanagement und Persönlichkeitsanalysen und helfe Menschen im Einzelcoaching ihre persönlichen Ziele oder ihren Lebenssinn zu finden. Zudem arbeite ich im Bereich Marketing. Hier mache ich Marketing-Coaching und helfe meinen Kunden ihre individuelle Marketing-Strategie zu finden – passend zur Unternehmensidentität und zur Unternehmerpersönlichkeit. Ein großer Unterschied zur Marketingberatung, die eher darauf aus ist die „Marketing-Trends" z.B. Online-Medien zu verkaufen unabhängig davon, ob der Unternehmer/in dahinter steht oder nicht.

Inzwischen weiß ich, dass es mein Lebenssinn ist anderen Menschen dabei zu helfen ein glückliches, zufriedenes und erfülltes Leben zu führen.

Mit diesem Buch möchte ich möglichst viele Menschen erreichen und auch dir helfen das Leben zu führen, dass du dir wünschst und das du auch verdienst.

Meiner Meinung nach ist einer der größten Hinderungsgründe dabei der eigene Druck bzw. der eigene Stress – also nicht unbedingt der, der durch äußere Umstände hervorgerufen wird, sondern der, den du dir selbst immer wieder machst.

Warum ich das Buch in DU-Form geschrieben habe

Ich habe noch eine große Bitte. Die Veränderung deines Mind-Sets wirst du nur mit Hilfe deines Unterbewusstseins erreichen. Dein Unterbewusstsein sollte daher unbedingt miteinbezogen und unser Partner bzw. Vertrauter werden. Sicher stimmst du mir zu, dass du einem Freund bzw. einem guten Bekannten eher vertraust und mehr glauben schenkst, als einer Unbekannten. Ich habe dir daher meine Lebensgeschichte in Kurzform erzählt und bitte dich nun, dass du es mir nicht „übel" nimmst, wenn ich dich wie einen Vertrauten in diesem Ratgeber Duze, denn dein Unterbewusstsein wird dann Veränderung und neues Wissen viel besser aufnehmen, als wenn es mich wie eine große Unbekannte wahrnimmt. Hier spielt das Vertrauen eine ganz wichtige Rolle und je schneller das neue Wissen und dein Wille zur Veränderung in dein Unterbewusstsein gelangt, desto schneller wirst du auch erfolgreich sein und dein Leben verändern können.

Warum dieses Buch so wertvoll für dich ist

Dieses Buch wird auch für dich – liebe/r Leser/innen – der Startschuss zu einem glücklicheren, zufriedeneren und erfüllteren Leben sein.

Du bekommst hier wertvolle Tipps für eine kurzfristige und langfristige Änderung in deinem Leben. Was ich schaffen kann – kann jede/r!

Das einzige, was du wirklich tun musst, ist zu wollen und auch bereit dazu sein die sogenannte „Komfortzone" zu verlassen.

Du musst etwas an dir arbeiten, konsequent sein und den Willen haben dich zu ändern und alte Denkmuster „über den Haufen" zu werfen. Dich zu reflektieren und dabei ehrlich zu dir selbst sein.

Übrigens, die größte und wichtigste Erkenntnis aus meinem Leben ist:

Es war nicht der Job, der mich stresste und mich krankmachte, sondern ICH war es selbst.

Lass uns daher auch bei dir damit beginnen.

Du bist auch – wie ich es war – dazu bereit dein Leben zu überdenken und zu verändern? Dann los! Ich helfe dir sehr gerne dabei.

Zuerst möchte ich dir aber noch ein paar Informationen geben, die wichtig sind um auch die Tipps besser zu verstehen. Es geht nämlich um den größten Gegenspieler aller Zeiten.

Er ist der schlimmste Widersacher in deinem Leben und auf Deinem Weg zu einem glücklicheren, zufriedeneren und erfüllteren Leben.

Darf ich vorstellen: *Es ist der Stress!*

Darf ich vorstellen: Der böse Stress

Was ist Stress und wie entsteht er überhaupt?

Bevor wir zu den Tipps übergehen, solltest du noch das ein oder andere über das Thema Stress lernen.

Es gibt drei Kategorien von Stress:

Eustress (positiver Stress)
Stress ist oftmals die Würze des Lebens, er motiviert uns und treibt uns an, wie z. B. einen Sportler bei einem Wettkampf, die Vorfreude auf den bevorstehenden Urlaub, bei Kindern, wenn sie die Geschenke unterm Weihnachtsbaum sehen, usw. In früheren Zeiten war es der „Kick" bei der Jagd nach Nahrung.

Dann gibt es aber noch den:

Distress (negativer Stress)
Er entsteht, wenn wir eine Situation als Gefahr einstufen, durch die wir in Alarmbereitschaft versetzt werden. Da wir vom „Urmensch" abstammen haben wir nach wie vor noch diese Instinkte in uns. In früheren Zeiten mussten wir schnell in Alarmbereitschaft versetzt werden und bei unbekannten Geräuschen mussten wir schnell aktiv werden - war es der Säbelzahntiger oder Nahrung? Heute ist der Säbelzahntiger vielleicht verkleidet als unser Chef oder das unbekannte Rascheln im Gebüsch sind die Kinder die grad wieder streiten oder etwas wollen.

Wenn wir in früheren Zeiten weder Kämpfen noch flüchten konnten, dann gab es nur noch eine Chance: Wir stellten uns „Tot". Auch dieser „Urinstinkt" hat sich etwas geändert – heute äußert er sich durch „Lähmung" wie z.B. Kraftlosigkeit, Lustlosigkeit, Entscheidungslosigkeit oder verschiedene Krankheiten wie z.B. Depression und Burnout.

Das Prinzip ist also heute immer noch das Gleiche: Negativer Stress entsteht also dann, wenn wir unsere „Sicherheit" verlieren – sowohl im äußeren als auch im Inneren.

Der Stress kommt nämlich nicht als Person oder Gestalt zu uns. Der Stress kann auch eine gedankliche Vision sein, die wir uns selbst einreden.

Außerdem gibt es noch den **neutralen Stress**, auf den ich hier nicht weiter eingehe.

Stress ist also kurz gesagt, eine Herausforderung, die unsere derzeitigen Bewältigungsmöglichkeiten übersteigt. Stress ist nichts Ungewöhnliches, sondern inzwischen zu einem ständigen Begleiter für die Meisten geworden.

Ein wenig Stress ist jedoch nicht negativ, er fordert uns und wir können bessere Leistungen erbringen. Allerdings zu viel davon macht krank und damit sind nicht nur klassische Stress-Krankheiten wie Burnout, Rückenleiden, Tinnitus und Co., sondern auch allgemeine Antriebslosigkeit, sich nicht entscheiden zu können usw. gemeint.

Stress ist eine Reaktion auf eine Bedrohung und wird immer von einer körperlichen Reaktion begleitet.

Stress ist also übersetzt eine Alarm Reaktion des Körpers. Dabei handelt es sich um einen angeborenen Instinkt, der ganz fest in unseren Köpfen verankert ist.

Und das war früher, als wir noch Urmenschen waren auch gut so. Unsere Vorfahren mussten mit Mammut, Säbelzahntigern und Co. ums Überleben kämpfen. Dieser Instinkt war also überlebenswichtig.

Heute kämpfen wir nicht mehr mit wilden Tieren, dafür kämpfen wir anderweitig ums Überleben in unserer heutigen Gesellschaft. Wir kämpfen um Erfolg, um Anerkennung, wir denken über unsere Arbeit nach, machen uns Sorgen um unsere Zukunft, um unsere Kinder, die Familie etc. Es entstehen negative Gedanken, wir haben Ängste. Ja, all das verursacht Stress in uns und ist der „Überlebenskampf" der Neuzeit.

Unser Instinkt macht also keinen Unterschied zwischen der Gefahr durch den Säbelzahntiger oder negativen Gedanken. Hier ist auch die eigentliche Herausforderung, denn während der Säbelzahntiger nicht jede Minute vorbeikommt und Hunger hat „kämpfen" wir mit unseren Gedanken, Sorgen und Ängsten jede Sekunde aufs Neue und angesichts der Informationsflut wird das auch noch bestärkt und vermehrt sich permanent. Höchste Zeit also dagegen etwas zu unternehmen.

Was passiert im Körper bei Stress?

Damit du hier noch mehr verstehst möchte ich dir noch kurz erklären was der Körper bei Stress macht: Du schüttest innerhalb kürzester Zeit die Stresshormone Adrenalin, Cortisol, Insulin und Noradrenalin bei „Gefahr" aus.

Der Puls steigt und die Muskeln spannen sich an. Deine Atmung wird schneller und das Kreislaufsystem ist in völliger Alarmbereitschaft. Der Körper ist nun bereit alles zu geben.

In einer Gefahrensituation würde unser Körper den Stress im Kampf oder beim Davonlaufen einfach selbst abbauen. Heutzutage geht das nicht. Wir können weder im Büro mal schnell abhauen noch vor unseren negativen Gedanken davonrennen. Wir bleiben in der Situation gefangen.

Die Anspannung bleibt also bestehen und kann sich so nicht entladen. Das Ergebnis ist, dass sich die Stresshormone schlecht bis so gut wie gar nicht abbauen.

Und dann ist da ja noch das Phänomen: Wenn dir weder Kampf noch Flucht gelingt half früher das „Totstellen". Das ist in der heutigen Zeit die Antriebslosigkeit, das nicht entscheiden können, dass gelähmt sein und letztendlich die Depression/Burnout.

Ein kurzer Ausflug in die Stressforschung

Walter Cannon hat erstmals 1929 den Grundstein der Stressforschung gelegt. Er beschreibt die kurzfristige Stressreaktion bei Mensch und Tier und erkennt, dass durch die Ausschüttung von Hormonen der Körper in Leistungsbereitschaft versetzt wird (Kampf oder Flucht).

Der Mediziner Dr. Hans Selye beobachtete, dass bei einer länger andauernden Belastung seiner Versuchstiere die Thymusdrüse schrumpfte, sich die Nebennierenrinde vergrößerte und Magen- und Zwölffingerdarmgeschwüre auftraten. So kam er zu der Erkenntnis, dass auf jede Anspannung - eine Entspannungsphase folgen muss. Nur wenn sichergestellt ist, dass eine ausreichende Erholung nach einer Erregung folgt, weist der Körper keine typischen Symptome einer Stresskrankheit auf. Auch beobachtete er, dass weder Versuchstiere noch Menschen auf die gleichen Außenreize und Situationen mit Stress reagieren.

Die Stressforschung wurde dann durch den Amerikaner Richard S. Lazarus mit dem trans-aktionalen Konzept weiterentwickelt. Er erkannte, dass sich Stress aus der Wechselwirkung (Transaktion) zwischen situativen Faktoren der Umgebung und einer denkenden, fühlenden und handelnden Person ergibt. Ein Reiz für sich allein gesehen ist nie ein Stressor, er wird dazu erst durch die entsprechenden Reaktionen (körperliche und psychologische) eines Individuums. Es entstand eine neue Sichtweise: Stress ist abhängig von der aktuellen und subjektiven Interpretation der einzelnen Person und ihrer Bewältigungskompetenz.

Fazit:
DU machst DEINEN Stress aufgrund deiner individuellen Sichtweise bzw. Bewertung selbst!

Du entscheidest auch darüber ob dich eine Situation stresst oder nicht.

Durch Änderung von Sichtweisen und durch das Erlernen einer guten Bewältigungskompetenz, kannst du deinen Stress entscheidend minimieren oder eliminieren.

Das heißt aber auch, dass es leider kein allgemeines Patentrezept gegen Stress gibt!

Es gibt drei unterschiedliche Arten von Stress

Stress ist vielfältig. Es gibt unterschiedliche Arten wie sich der Stress zeigt. Auch hier reagiert jeder Mensch unterschiedlich. Hier unterscheidet man 3 Arten von Stress.

Körperlicher Stress

Als körperliche Stressfaktoren oder Stressoren werden Lebensumstände bezeichnet, die real auf unseren Organismus einwirken. Hierunter fallen Lärm, Hitze, mangelnder Schlaf oder schlechte Luft.

Seelischer Stress

Seelischer Stress ist zum Beispiel eine innere Daueranspannung, Kontrollzwang, Einsamkeit oder Traurigkeit. Alle diese Zustände gehören zeitweise zum Leben dazu, werden aber zu einem großen Problem, wenn sie bei dir länger anhalten oder nicht verarbeitet werden können.

Sozialer Stress

Hierunter versteht man in der Stressforschung z.B. Berufsprobleme, Ehestreitigkeiten, gesellschaftliche Zwänge oder Konkurrenz mit anderen.

Hier erkennt man auch schnell, dass es nicht wie oft immer wieder genannt der Job oder der böse Chef ist. Oft liegt der eigentliche Grund ganz wo anders. Genauso unterschiedlich die Arten von Stress sind es auch die Symptome.

Typische Stresssymptome – wie du merkst, dass sich der Stress bei dir meldet

Insbesondere dann, wenn der Stress chronisch wird, kann es zu verschiedenen Stresssymptomen bis hin zum Burnout kommen.

Das sind die bekanntesten Stresssymptome:

- häufige Müdigkeit, Kraftlosigkeit
- man hat nie das Gefühl, fertig zu sein
- man hat keine Lust mehr auf Freunde
- der Fernsehkonsum steigt
- man hat erfolglos Änderungen versucht
- Nervosität (im Inneren und Äußeren, z.B. mit dem Finger auf den Tisch klopfen etc.)
- Schlafstörungen, unruhiger Schlaf
- Panik
- innere Unruhe
- Mangel an Energie
- Gefühl der Hoffnungslosigkeit
- Appetitlosigkeit
- häufige Angespanntheit
- Gereiztheit
- die kleinsten Dinge stehen wie Berge vor einem
- Konzentrationsschwäche
- Vergesslichkeit
- erhöhter Konsum von Zigaretten, Alkohol, Tabletten
- Durchfall, Verstopfung
- häufige Erkältungen, Krankheiten
- Gefühl der Machtlosigkeit, Rückzug
- Unfähigkeit Entscheidungen zu treffen
- usw.

Krankheiten, die direkt oder indirekt auf Stress zurückzuführen sind

Inzwischen weiß man sehr genau, dass uns Dauerstress krankmacht.

Hier eine kleine Aufzählung von Krankheiten, die die Folge von Stress sein können:

- Magen-/Darmleiden
- Blasenerkrankungen
- Arthritis
- Rückenbeschwerden, auch Bandscheibenvorfall
- Denkblockaden
- Aggressionen
- Herzinfarkt
- Bluthochdruck
- Schlaganfall
- Kopfschmerzen
- Schwindel
- Tinnitus
- Depressionen bzw. Burnout
- Asthma
- Krebs
- usw.

Wenn du es also schaffst deinen Stress in den Griff zu bekommen, dann hast du nicht nur einen riesen-Schritt in die Richtung endlich ein glückliches, zufriedenes und erfülltes Leben getan, sondern vor allen Dingen hast du dann auch ein gesünderes Leben.

Auch die Weltgesundheitsorganisation (WHO) ist dieser Meinung, denn sie sagt: Stress ist eine der größten Gesundheitsgefahren für den Menschen der Neuzeit.

Also, fang endlich an eine Stresskompetenz aufzubauen und den Stress zu beseitigen bzw. zumindest zu reduzieren.

Fazit:

Der richtige Umgang mit Stress und den Stress zu reduzieren sind die wesentlichen Faktoren, um Stresserkrankungen zu vermeiden.

Das Wichtigste dabei ist zu erkennen was dich stresst und warum, denn nur dadurch kannst du den richtigen Umgang mit Stress auch erlernen!

Merke: Jeder Mensch hat ein eigenes Stressempfinden und jeder Mensch macht „seinen Stress" selbst.

So nutzt du dieses Buch und seinen Inhalt besonders effektiv

Jeder Mensch ist individuell und einzigartig und daher empfindet eben auch jeder seinen Stress auf eine andere Art und Weise. Es gibt eben - leider - kein Patentrezept! Dementsprechend muss auch jeder mit seinem Stress unterschiedlich umgehen, um ihn bewältigen zu können. Es würde dir wenig nutzen, wenn ich dir 20 Tipps aufzeigen, die ich für die Besten halte, denn ich bin anders als du.

Aus diesem Grund gibt es hier viele verschiedene Tipps gegen den „bösen" Stress für dich. Natürlich ist mir bewusst, dass du nicht sofort alle Tipps auf einmal umsetzen kannst.

Ich möchte aber, dass du so viel wie möglich aus diesem Buch lernst und umsetzt, da ich dir von ganzem Herzen ein glückliches, zufriedenes und erfülltes Leben wünsche.

Ahh, das bringt mich weiter …

Den einen Tipp findest du vielleicht nicht so gut, bei anderen wirst du aber sicher sagen: Ahh, das bringt mich weiter – und hilft mir somit auf dem Weg in ein glückliches, zufriedenes und erfülltes Leben.

Das sind dann die Tipps, die du vielleicht nochmal durcharbeiten, die du konsequent umsetzen solltest oder die du dir einfach merken willst.

Sage dir in Gedanken oder laut bei einem für dich tollen Tipp den Satz: „Ahh, das bringt mich weiter!" Dadurch „verknüpfst" du im Gehirn den Tipp mit diesem positiven Ausspruch und er wird besser im Gehirn abgespeichert. Du verbindest so nämlich eine Information mit einer Emotion. Wenn du dir jetzt noch vorstellst wie es ist, wenn du durch diesen Tipp in ein glücklicheres, zufriedeneres und erfüllteres Leben durchstartest, dann ist der Tipp fest in Deinem Kopf „eingebrannt".

Noch nachhaltiger und effektiver ist es, wenn du dir eine Checkliste anlegst bzw. noch besser am besten gleich kostenlos als Geschenk hier herunterlädst:

www.marketingberatung-coaching.de/buecher

Diese wertvolle Checkliste beinhaltet nochmal alle Tipps inklusive eines Kästchens, das so aussieht:

☐ Ahh, das bringt mich weiter ...

Bei 135 Tipps ist es sehr sinnvoll mit dieser Checkliste zu arbeiten, da du nur schwer alle Tipps auf einmal umsetzen kannst – vielleicht machst du in das Kästchen nicht nur ein Kreuz, sondern trägst deine Prioritäten ein – am besten mit Bleistift, denn auch Prioritäten können sich ändern:

1 (sehr wichtig, werde ich so schnell wie möglich umsetzen)
2 (wichtig, das mache ich ebenfalls zeitnah)
3 (auch wichtig, aber das mache ich erst, wenn ich Priorität 1 und 2 erledigt habe)

Also: kennzeichne dir unbedingt die Tipps, die dir helfen und bei denen du zu dir selbst sagst: „Ahh, das bringt mich weiter!"

Schneller am Ziel – 10 Tipps für mehr Effektivität beim Lesen dieses Ratgebers

Ich habe dir hier einige Tipps, wie du dieses Buch ganz besonders effektiv nutzen kannst, um wirklich so schnell und effektiv wie möglich an dein Ziel zu kommen.

1. Werde dir darüber klar was dein „Warum" ist. Warum willst du einen besseren Umgang mit Stress erlernen – Was hast du davon? Mache dir das bewusst. Stelle dir dazu die Fragen: Wie ist dann mein Leben? Wie sieht es dann aus? Wie fühlt es sich dann an? Was verbessert sich dadurch für mich?
Nur wenn du dir über dein „Warum" klar wirst hast du auch den Antrieb etwas wirklich zu verändern.

2. Wichtig ist, dass du den ehrlichen und aufrichtigen Wunsch hast etwas zu lernen, das Gelernte auch umzusetzen und den Stress zu minimieren bzw. zu besiegen. Also hier sind deine Willenskraft und deine Entschlossenheit gefragt. Nur wenn du wirklich eine Änderung in deinem Leben willst, wirst du auch den Inhalt dieses Buches in deinem Leben umsetzen – halte dir das immer wieder vor Augen.

3. Lese erst die Tipps und Anregungen eines Kapitels durch und entscheide dann erst welche Tipps du umsetzen willst.

4. Markiere deine persönlichen besten Tipps entsprechend auf der kostenlosen Checkliste (Download: marketingberatung-coaching.de/buecher und mache ein Kreuz bzw. eine Priorität im Kästchen „Ahh, das bringt mich weiter…", wenn du den Tipp umsetzen willst. Lese am besten das Taschenbuch mit einem Stift und kennzeichne die Stellen, die du interessant und wichtig findest. Das macht das Lesen interessanter und du findest die wichtigen Stellen auch wieder.

5. Mache öfters eine Pause und überlege dir wie du das Gelesene anwenden könntest oder wie du damit umgehen willst. Reflektiere das Gelesene und übertrage den Inhalt auf dein derzeitiges Leben. Frage dich: Wie sieht dein Leben jetzt aus und wie sieht dein Leben aus, wenn du den Tipp umgesetzt hast?

6. Lese den Ratgeber öfters, insbesondere dann, wenn du mal wieder keine Zeit hast und im Stress bist. Du kannst dir nicht alle Tipps merken und der eine Tipp, denn du vielleicht nicht so gut findest wird sich beim zweiten Mal lesen, als sehr wertvoll herausstellen, da sich dein Leben ja ständig ändert.

7. Lernen ist ein aktiver Prozess. Das Lesen alleine nützt leider nichts. Nur Wissen, das auch wirklich angewendet wird bleibt im Kopf haften. Also komme ins TUN!

8. Weihe andere Personen in dein Vorhaben ein. Erzähle deinen Mitmenschen welche Tipps du umsetzen willst und bitte deine Kollegen/Mitmenschen/Familie dich darauf aufmerksam zu machen, wenn Du den Tipp nicht umsetzt. Mache mit ihnen einen Deal, z.B., wenn sie dich bei der Nicht-Einhaltung ertappen musst du z.B. eine kleine Geldstrafe bezahlen oder einen Kaffee ausgeben. So wirst du nochmals dazu angehalten deine Vorsätze auch umzusetzen – nach dem Motto: „Strafe muss sein" und ein Diamant benötigt auch Druck für die Entstehung.

9. Reflektiere dich am Ende der Woche. Welche Tipps hast du eingehalten? Was hast du richtiggemacht? Was hättest du besser machen können? Hier geht es um das Thema: Selbstreflektion, Selbstkritik und Selbsterziehung.

10. Merke dir: Es ist wichtiger einige der Tipps richtig umzusetzen und hier auch konsequent zu sein, als viele Tipps nur halbherzig. Aus diesem Grund rate ich dir auch Prioritäten zu setzen.

Neue Lebensgewohnheiten zu entwickeln benötigt Zeit, es geht nicht von heute auf morgen. Sei also geduldig mit dir!

Nur weil du einmal gegen den Stress vorgegangen bist, heißt das noch nicht, dass du ihn im Griff hast. Eine geänderte Verhaltensweise solltest du mindestens 30 Tage – noch besser 90 Tage kontinuierlich umgesetzt haben! Außerdem wäre es etwas vermessen zu denken, dass eine Angewohnheit oder Denkweise, die du jahrelang hattest mit einmal und nur aufgrund einer Übung weg ist.

Zudem gilt: Was einmal hilft, das hilft auch noch ein weiteres Mal und die Kontinuität bringt einen hier wirklich weiter – gerade wenn du langfristig etwas gegen den Stress machen willst.

Vielleicht denkst du auch bei dem ein oder anderen Punkt, dass du das schon mal gehört oder gelesen hast, gut so, denn erst wenn dein Unterbewusstsein so richtig „genervt" ist und zu sich sagt: „das nervt, das hab ich jetzt schon so oft gehört", dann ist es wirklich bei dir angekommen und es ist verankert, denn wie heißt es so schön: „Wiederholung ist die Mutter der Meisterschaft".

Tipps zum Nachdenken und zur Selbstreflektion

Es wird dir viel helfen, wenn du beginnst dich selbst zu reflektieren. Oft gibt man anderen die Schuld für den Stress, den man hat – das ist ja auch viel, viel einfacher und bequemer. Außerdem sagt das ja auch jeder, also wird schon etwas Wahres dran sein.

So hört man immer wieder: „der Chef ist schuld" oder die „Regierung". Eben immer die Anderen. Dabei bist du bzw. deine eigene Sichtweise das eigentliche Übel. In diesem Kapitel geht es also darum über sich selbst nachzudenken und sich selbst einen Spiegel vorzuhalten und sich selbst zu reflektieren. Dazu ist es unerlässlich ehrlich zu sich selbst zu sein. Wie sagt man so schön: „Einsicht ist der beste Weg zur Besserung."

1. Alles im Leben ist eine Sache der Wahl!

Ja, du hast immer genau 3 Wahlmöglichkeiten – du bist also keinesfalls immer einer Situation ausgeliefert. Das sind deine Wahlmöglichkeiten:

Leave it – verlasse die Situation
Change it – ändere die Situation
Love it – liebe die Situation

Es gibt nur 2 Dinge auf der Welt, auf die du keinen Einfluss hast, die wir alle tun müssen.

Diese Dinge können wir nicht umgehen, ganz egal was wir unternehmen und wie sehr wir uns auch anstrengen.

1. Wir müssen sterben. – Der Tod kommt mit absoluter Sicherheit.
2. Wir können es nicht vermeiden zu leben, bis wir sterben.

Alles andere, wovon du denkst, dass du es tun musst oder wozu du dich gezwungen siehst ist letztendlich eine Sache der Wahl! Außer leben und sterben zu müssen, können wir alles verändern! Versuche es einfach mal aus. Was ist deine aktuell herausforderndste Stress-Situation und welche mind. 3 Optionen hast du? Sei ehrlich zu dir selbst. Wenn der Job nicht deinen Wünschen entspricht, dann könntest du dir doch einen anderen Job suchen. Nein, keine Ausreden mehr – du hast die Wahlmöglichkeiten! Die Grenzen bestehen nur in deinem Kopf bzw. in deiner Vorstellungskraft und dem fehlenden Mut.

Übrigens: Eine Situation zu ändern hört sich erstmal als Versuch und Kompromiss an, ist aber immer mit viel Energie und Kraft verbunden. Du kannst nämlich Personen nur ändern, wenn sie es auch wollen und sehr oft wollen sie das nicht. Die Situation zu lieben schafft man nur, wenn man bereit ist seine Sichtweise zu überdenken. Hier kann es helfen, wenn man sich in die andere Person hineinversetzt oder am besten eine „neutrale Person" bitten dir zu helfen.

2. Die häufigsten 5 Aussagen in den letzten Lebensmomenten

Kurz vor ihrem Tod wurden Menschen - sozusagen in ihren letzten Lebensmomenten – befragt was sie rückwirkend gerne geändert bzw. anders gemacht hätten. Das waren die häufigsten Nennungen:

- Hätte ich mal weniger nach den Erwartungen anderer gelebt.
- Hätte ich doch mal weniger gearbeitet.
- Hätte ich doch mal öfters ausgedrückt, was ich wirklich gefühlt habe.
- Hätte ich doch mal mehr Kontakt zu Freunden und Familie gehabt.
- Hätte ich mir doch mal mehr erlaubt glücklich zu sein.

(Übrigens: Glück, Zufriedenheit und Gelassenheit ist letztendlich eine Entscheidung und kein Zufall)

Was wäre deine Nennung und warum änderst du nicht jetzt etwas, solange du es noch kannst? Auf was willst du noch warten? Auf den letzten Lebensmoment an dem dann auch du das bereuen wirst, was du nicht gemacht hast als du es noch konntest?

3. Bist Du glücklich? Diese 2 Fragen helfen dir dabei das herauszufinden

Gerald Hüther ist seit 20 Jahren Biologe und vor allen Dingen Hirnforscher. Einer der Ergebnisse seiner Forschung lautet: Nur, wer Herr über sich selbst wird, gibt auch seinem Gehirn die Chance, all seine Möglichkeiten zu entfalten.

Aber wie kam er zu der Erkenntnis? Termindruck, emotionaler Stress, unruhiger Schlaf, keine Zeit mehr für Dinge, die einem wichtig sind. Das kennst Du sicher auch, denn all das sind die Probleme der Menschen der Neuzeit. Einer Umfrage aus dem Jahr 2018 zufolge geht es neun von zehn Arbeitnehmern in Deutschland ganz genauso. Wenn du dir jetzt sagst, dass du da auch dazu gehörst, dann solltest du dir laut seinen Untersuchungen zwei elementare Fragen stellen.

Diese lauten:

1.   Was will ich für ein Mensch sein?
2.   Wozu will ich dieses Leben nutzen?

Diese Fragen haben es in sich und wenn sie von dir ernst genommen werden, können dich die Antworten zu tiefgreifenden Änderungen führen.

Diese Fragen helfen dir aus festgefahrenen Mustern auszubrechen und glücklich zu werden. Diesmal nicht aus der Blickrichtung eines Coaches und Mentaltrainers, sondern auf Grundlage von Forschungen am menschlichen Gehirn.

Die Forschungen von Gerald Hüther haben noch mehr ergeben. Er sagt auch, dass das menschliche Gehirn nur dann gut funktioniert, wenn es dem zugehörigen Menschen auch gut geht. Das klingt einfach. Tatsache ist aber, dass es jedem der sich so fühlt wie anfangs beschrieben, nicht gut geht. Das ist wiederum eine Gefahr für seine Gesundheit, aber auch für die gesamte Welt mit all ihren Menschen, Tieren und Pflanzen. Das liegt laut dem Experten daran, dass so diejenigen Menschen, die „ganz oben" in der Hierarchie stehen, Land und Leute einfacher ausbeuten können – ohne Rücksicht auf Verluste, ohne Gegenwehr.

Klingt logisch und ist es wert über sein Leben mal nachzudenken.

4. Die unbewussten inneren Antreiber sind echte Übeltäter

Die – meiner Meinung nach – häufigste Ursache für Stress und Unzufriedenheit sind die sogenannten „inneren Antreiber". In meinen Seminaren, in denen ich dazu auch einen Test durchführe um genau herauszufinden welche inneren Antreiber vorhanden sind und mit welchen Werten, kann ich immer wieder beobachten, dass bei erhöhtem Wert die Teilnehmer auch krank und extrem unzufrieden und unglücklich sind. Sie sind daher für mich die echten, bösen Übeltäter.

Aber was sind die inneren Antreiber? Die inneren Antreiber beeinflussen uns und unsere Entscheidungen oft unbewusst. Sie können hilfreich sein oder uns blockieren und einschränken. Wenn „innere Antreiber" fehlen können wir zu Außenseiter unserer Leistungsgesellschaft werden. Die inneren Antreiber oder auch Glaubenssätze werden in der Regel bis zum 6. max. 12. Lebensjahr geprägt. Hinter den Antreibern stecken in der Regel „Forderungen" durch Eltern, Lehrer, Vorbildern, Autoritäten. Wir haben sie unbewusst übernommen, da wir damals noch keine Möglichkeit hatten dies zu überprüfen und aufgrund unserer Erfahrungen zu reflektieren. Wir haben sie daher als unsere persönliche Wirklichkeit übernommen. Zudem wollten wir ja unseren Eltern „gefallen". Schließlich waren wir ja von ihnen abhängig.

Es gibt viele Botschaften von unseren Eltern, die unterstützend sind, wie z.B. „Nimm es locker!", „Das schaffst Du schon!" usw., andere können einengen und blockieren wie z.B.: „So wird aus Dir nie etwas!" oder „Du kannst das nicht – Du bist zu blöd!", „Da musst Du jetzt durch!".

Wie lautet denn deine Devise, wenn du Stress hast? Beobachte dich einfach mal und ergänze spontan den Satz:

Ich bin gestresst, weil ich ... – hier könnte z.B. stehen: ... ich es meiner Familie recht machen will oder ... immer alles fehlerfrei erledigen will ... usw.

Wenn du diesen Satz ergänzt hast, dann frage dich weiter: Warum willst du das? z.B. Ich will es meiner Familie recht machen, weil ich der Meinung bin, dass meine Familie das von mir erwartet. Aha – ist das wirklich so? Hast du deine Familie schon mal gefragt, ob sie das wirklich alles so erwartet oder denkst du das nur und könnte es vielleicht sein, dass nur deine eigene Einstellung der Grund für den Stress ist? Frage dich also so lange, bis Du auf den wahren Grund stößt. Der Stressauslöser ist in diesem Beispiel nicht die Familie, sondern du selbst und deine eigene Einstellung. Es gilt also an deiner eigenen Einstellung zu arbeiten.

Wer aber sind genau deine unbewussten inneren Antreiber? Es gibt insgesamt 5 innere Antreiber:

Sei immer perfekt!
Mach immer schnell!.
Streng dich immer an!
Mach es immer allen recht!
Sei immer stark!

Versuche mal zusätzlich diese Übung dazu zu machen: beschreibe 3 typischen Stress-Situation, die vielleicht auf den inneren Antreiber zurückzuführen sind und dir (täglich) begegnen.

Wenn du deine inneren Antreiber hast, frage dich:

- Welche Vor- und Nachteile bringt mir die Befolgung der Inneren Antreiber heutzutage?
- Wie würde mein Leben aussehen, wenn ich den Antreiber nur bedingt einhalte? Was würde sich ändern?

Schon allein die eigene Reflektion hilft dabei den Antreiber zu entschärfen. In meinem Seminar werden diese weiter analysiert und wir „durchschauen" sie. So können sie tatsächlich „entschärft" bzw. durch sogenannte „Erlauber" überlagert werden.

5. Wie ist deine Geschichte?

Du hast am Anfang des Buches meine Lebensgeschichte, die ich dir in einer Kurzversion dargestellt habe, kennengelernt. Durch diese Reflektion habe ich Muster und meine eigenen Blockaden analysieren können. Du musst dich erst kennenlernen, dann einsehen warum du wie reagiert hast, um dann an einer Veränderung arbeiten zu können.

Wie also ist deine Geschichte? Schaue dir vor allen Dingen deine Kindheit an. Als kleines Kind hat man noch keine sogenannte „Filter". Wenn du einem Erwachsenen sagst, dass er nicht gut genug ist kann er aufgrund seiner Erfahrungen dem widersprechen und sagen: „Ich bin gut, schließlich habe ich es bis hierhergeschafft.".

Ein Kind hat diesen Filter nicht und wenn die Eltern (von denen das Kind ja abhängig ist) sagen, dass es nicht gut genug ist, dann glaubt das das Kind.

Schreibe dir also deine wichtigsten Stationen und Situationen in Deinem Leben auf. Was war prägend für dich? Was haben deine Eltern, Erziehungsberechtigten oder das direkte Umfeld zu dir gesagt? Was hat dich zu dem gemacht was du heute bist und wo liegen deine „Blockaden"?

6. Wie sieht dein persönliches Lebens- bzw. Balance-Rad aus?

Welche tatsächlichen Stresssituationen gibt es bei dir in den 5 unterschiedlichen Lebensbereichen: Familie, Freizeit, Gesundheit, Beruf, Lebenssinn?

Nimm dir dazu ein Blatt Papier und notiere dir zu möglichst jeder Kategorie 1 bis 3 Beispiele aus deinem Leben.

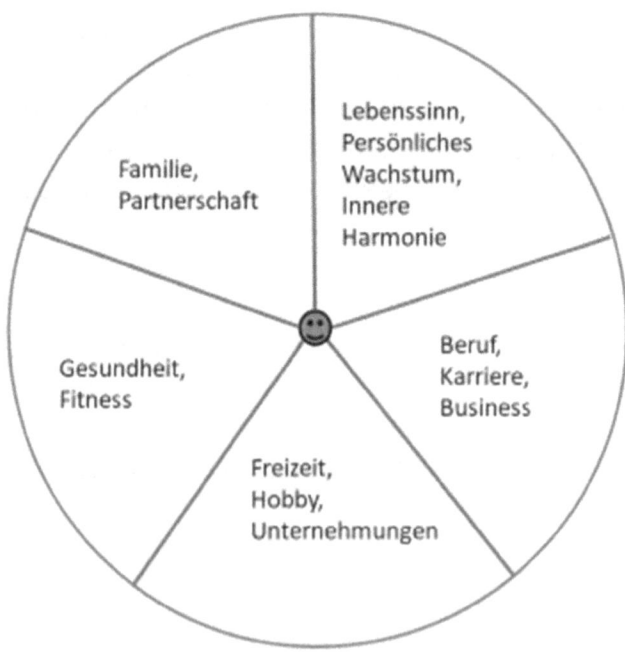

Beginn die Beschreibung der Stresssituation mit den Worten:

Ich fühle mich gestresst, weil ich ...

Visualisiere deine aktuelle Situation: Wie sieht dein persönliches Lebens- bzw. Balance-Rad aus?

Wenn jeder Bereich für 100 % Zufriedenheit steht – zu wieviel % bist du dann mit deinem jetzigen Leben zufrieden? Schraffiere diesen Bereich und tragen deine persönliche Prozentzahl in das Feld ein (z.B.: 50 % Zufriedenheit = die Hälfte des jeweiligen Feldes ausmalen und 50 % in das Feld eintragen).

Nachdem du deine momentane Situation aufgemalt hast siehst du genau wo du am unzufriedensten bist? Ist es tatsächlich der Beruf oder liegen die Probleme vielleicht wo anders? Übrigens, wenn du in einem Bereich extrem unzufrieden bist, dann überträgt sich dies automatisch auch auf andere Bereiche.

Bei Menschen in der Mitte Ihres Lebens ist die größte Unzufriedenheit meistens im Bereich Lebenssinn. Diese Unzufriedenheit überträgt sich dann natürlich auch auf die anderen Bereiche.

7. Identifiziere deinen Stress

Spiegle dich und mache dir deine aktuelle Situation klar. Führe einfach mal eine Bestandsaufnahme durch: Wie gestresst bist du wirklich? Beurteile deine aktuelle Situation: Auf einer Skala von 1-10 (wenn 1 wenig ist und 10 enorm gestresst) – wie gestresst bist du? Führe dir deine momentane Gesamt-Situation vor Augen.

In welchen Situationen fühlst du dich besonders gestresst? Wo hast du Stress? Wer ist noch beteiligt? Was löst die Situation in dir aus?

Schreibe dir die jeweiligen Situationen bewusst auf der linken Seite eines Blattes auf. Gerne auch etwas ausführlicher. Manchmal hilft schon allein das detaillierte Aufschreiben den wahren Grund zu entdecken. Notiere bitte zu jeder Situation wie hoch der Stress-Pegel ist (bitte verwende Du wieder die Skala von 1-10).

Auf diese Weise kannst du herausfinden, was deine persönlichen Stressoren (Stress auslösende Faktoren) sind. Für den Einen ist der berufliche Termindruck schwer zu ertragen, ein anderer ist von seinen Kollegen oder Kinder gestresst. Lokalisiere deinen „Feind". Nur so kannst du auch dagegen vorgehen.

Wenn du das gemacht hast, schreibe daneben – also auf der rechten Seite des Blattes - was du stattdessen willst. Versuche über deine eigenen Grenzen hinaus zu denken – vielleicht sprichst du auch mit einer anderen – dir nahestehenden – Person oder einem Coach darüber, um eine neue Sichtweise zu erhalten. Frage dich: Was muss passieren, damit du diesen Stress nicht mehr hast? Was kannst du persönlich dagegen tun? Im oben genannten Beispiel z.B. mit dem Chef sprechen und mit ihm eine Lösung erarbeiten, damit du nicht mehr so viel Termindruck hast. Mache ihm klar, dass es ihm nichts nutzt, wenn er diesen Termindruck aufrechterhält und du krank wirst. Nur so kannst Du eine Veränderung einleiten. Suche dir individuelle Lösungen für jede Stresssituation und gehe es an – auch wenn es schwerfällt oder Überwindung kostet. Versuche die Stresssituationen, die du mit den höchsten Werten, also 6 bis 10 bewertet hast, als Erstes anzugehen. So erfährst du am schnellsten eine Stresserleichterung.

Gehe eins nach dem anderen an. Alles auf einmal ist auch wieder Stress und das wollen wir ja vermeiden. Dokumentiere deine Erfolge und feiere diese auch!

8. Wie redest du mit dir selbst?

Was sagt deine eigene innere Stimme über dich? Ist sie freundlich, harsch oder manchmal sogar beleidigend? Der Ton, den wir uns selbst gegenüber anschlagen, ist ein deutliches Zeichen dafür, wie zufrieden wir mit uns selbst sind. Wer sich (unbewusst) selbst klein redet oder ständig unzufrieden mit sich ist, der kann nach außen nicht selbstbewusst und Energie geladen wirken.

Höre in dich hinein, achte auf deine innere Stimme, „zwinge" dich zur Höflichkeit und streiche Glaubenssätze wie „Mir gelingt eh nichts!" aus deinem Bewusstsein. Führe einen inneren Dialog mit dir selbst und komme den Gründen für deine mögliche Selbstsabotage auf die Spur. Betrachte deine eigenen, negativen Gedanken einfach von einer anderen Sichtweise her, z.B. als die Stimme eines Freundes, der beachtet werden möchte und zu dir sagt: „Hey, ich nehme wahr, dass du immer wieder solche Dinge zu dir sagst wie: Das gelingt dir nicht!". Was würdest du diesem guten Freund antworten? Vielleicht: „Danke, dass du mich darauf aufmerksam machst, ich verstehe nicht, dass ich das sage, denn ich habe so viel geübt und mir ist doch bis jetzt immer alles gelungen., etc."

Führe also einen inneren Dialog mit dir selbst und achte darauf, dass du dich nicht selbst ablenkst und dem sogenannten „Kopfkino" die Oberhand gibst.

Was antwortest du dir selbst? – Meistens steckt darin die Lösung. Wenn du so einen Stressauslöser gefunden hast, dann kannst du auch gleich im Selbstgespräch nach Ideen und Lösungen suchen. Wenn du Probleme hast in dieser Art und Weise mit dir selbst zu reden, dann nehme einfach 2 Stühle und ordne den Stühlen die Rollen zu. Setze dich dann auf den Stuhl, der gerade redet, so kannst du dich besser in die Sichtweise bzw. Rolle hineinversetzen. Notiere dir die Ergebnisse am besten schriftlich und arbeite das ganze am nächsten Tag nochmal durch.

9. Was hast du für kraftnehmende, was für kraftgebende Gedanken?

Welche Gedanken oder Glaubenssätze geben dir Kraft? Kraftgebende Gedanken sind z.B. ich bin liebevoll, ich bin erfolgreich. Schreibe dir diese auf und nun schreibe dir deine kraftnehmenden Gedanken, die sogenannten limitierenden Glaubenssätze auf wie z.B. ich bin nicht gut genug. Manchmal sind diese Glaubenssätze auch verpackt. Hier ein Beispiel: Viele sind mit dem Spruch groß geworden: „Nur die Harten kommen in den Garten." Das bedeutet: Wer etwas erreichen will, muss dafür hart arbeiten und sich durchsetzen. Als Kind ist das normal, die Eltern leben das ja vor. Du hast entsprechend diesem Glaubenssatz wahrscheinlich gedacht, dass Du immer schneller, besser und stärker sein musst als alle anderen. Du verlangst von dir und anderen Höchstleistungen, auch in der Erwartung, dass du dafür von außen Wertschätzung bekommen wirst. Bliebe diese Wertschätzung aus, wärst du unzufrieden. Hast du sich verausgabt, warst du im Stress.

Welche kraftnehmenden und welche kraftgebenden Gedanken hast du also? Wenn sie dir nicht mehr dienlich sind, dann lasse sie los.

10. Werden dir jeden Morgen über dein Leben bewusst

Dazu musst du dir „nur" jeden Morgen die folgenden Fragen beantworten:

1.   Freue ich mich auf meinen Tag?
2.   Wieviel Sinn gibt mir das, was ich heute tue (z.B. meine Arbeit, mein Leben etc.)?

Wie lauten deine Antworten? Positiv oder negativ bzw. sinnlos? Du hast „leider" nur ein Leben. Also mache mehr daraus.

11. Mit den richtigen Fragen am Morgen und am Abend zu einem positiveren Mind-Set

Vielleicht kennst du diese Aussage: Wer fragt, der führt? Fragen haben eine ganz besondere Macht und können unsere Gedanken lenken. Dazu ist es wichtig zu wissen, dass unser Handeln und Tun von unseren Gedanken und unsere Gedanken von den Fragen an uns selbst gesteuert werden. Diese Fragen laufen teilweise unbewusst, z.B. Du gehst auf den Kühlschrank zu und stellst dir - natürlich unbewusst - die Frage: „Was könnte ich jetzt rausnehmen und essen bzw. trinken?". Es gibt aber auch Fragen, die du dir bewusst stellen kannst, wie z.B. „Was muss ich als Nächstes tun, um mein Ziel zu erreichen? Wenn du also deine Entscheidungen und dein Handeln und Tun besser steuern möchtest, dann musst du dir einfach bessere Fragen stellen.

Dies sind die Fragen am Morgen. Fragen dich diese Fragen am besten gleich nach dem Aufstehen, damit du dich richtig auf den Tag vorbereiten und dich positiv ausrichten kannst:

1. Was macht mich in meinem Leben im Moment glücklich? Was genau löst dieses Glücksgefühl aus? Wie fühle ich mich dadurch?
2. Was finde ich an meinem Leben im Moment sehr aufregend? Was genau ist daran aufregend? Wie fühle ich mich dadurch?
3. Worauf bin ich in meinem Leben im Moment stolz? Was genau ist der Grund für diesen Stolz? Wie fühle ich mich dadurch?
4. Wofür bin ich in meinem Leben im Moment dankbar? Was genau macht mich dankbar? Wie fühle ich mich dadurch?
5. Was genieße ich in meinem Leben im Moment ganz besonders? Was genau genieße ich daran? Wie fühle ich mich dadurch?
6. Wofür setze ich mich in meinem Leben momentan ganz besonders ein? Was genau ist der Grund für diesen persönlichen Einsatz? Wie fühle ich mich dadurch?
7. Wen liebe ich? Wer liebt mich? Wie genau drückt sich diese Liebe aus? Wie fühle ich mich dadurch?

Die Power-Fragen am Abend zum Einschlafen, damit sich dein Unterbewusstsein während des Schlafens mit positiven Dingen beschäftigt lauten:

1. Wofür bin ich heute dankbar? Wofür kann ich dankbar sein?
2. Was habe ich heute gegeben? Auf welche Weise habe ich heute andere beschenkt?
3. Was habe ich heute dazugelernt?
4. Auf welche Weise hat der heutige Tag zur Qualität meines Lebens beigetragen? Wie kann ich diesen Tag als Investition in meine Zukunft nutzen?

Diese Fragen helfen dir deine Aufmerksamkeit in neue Bahnen zu lenken.

Sie dienen dir somit dein Leben zu verändern und somit ein glücklicheres, zufriedeneres und erfüllteres Leben zu führen.

12. Eine kleine Kurzgeschichte zum Nachdenken

Eine Frau kommt in einen Raum mit Personen. Sie hat ein halbvolles Glas Wasser in der Hand. Sie fragt die Personen nicht ist das Glas halbvoll oder halbleer, sondern Sie fragt: „Wie schwer ist dieses Glas?"

Es kamen Antworten von 200 bis 500 Gramm – natürlich das liegt im Auge des Betrachters.
Aber die Frau sprach weiter und sagte: „Es spielt keine Rolle wie schwer dieses Glas ist."
Als nächstes erzählte sie: „Wenn ich dieses Glas nur 1 Minute halte fällt es mir leicht, wenn ich es eine Stunde halte, dann würde ich einen leichten Schmerz im Arm verspüren. Halte ich das Glas einen ganzen Tag lang, dann wird mein Arm taub. Das Gewicht des Glases bleibt aber das gleiche. Je länger ich es aber halte, desto schwerer wird es."

Wenn man sich nun vorstellt, dass Stress und Sorgen im Leben wie dieses Wasser sind, dann kann man sagen: Wenn man nur kurz über seine Sorgen nachdenkt, dann passiert nichts. Wenn ich meine Sorgen aber lange mit mir rumtrage, dann verletzen sie mich.

Diese Geschichte zeigt uns, dass es wichtig ist die Sorgen nicht aufzubauschen, sondern das Glas, also den Stress und die Sorgen hin und wieder oder ganz abzustellen und vor allen Dingen die Sorgen nicht den ganzen Tag mit sich herumzutragen oder gar mit ins Bett zu nehmen. Wir müssen einfach lernen, gelassener zu werden ...

13. Die 12 Gesetze des Karmas

Die 12 Gesetze des Karmas stammen aus dem Buddhismus. Jeder für sich birgt sehr viel Wahrheit in sich und erklärt warum wir im Leben vielleicht noch nicht da sind wo wir vielleicht persönlich hinwollen. Versuche doch einmal diese Probleme mit diesen Gesetzen zu hinterfragen. Ich bin sicher es wird das ein oder andere Mal in Deinem Kopf „Klick" machen.

Dies sind die 12 Gesetze des Karmas:

1. Wir ernten, was wir sähen.
2. Wir erschaffen unser Leben durch Aktivität.
3. Was wir akzeptieren, wird uns nicht verfolgen.
4. Wir wachsen durch die eigene Veränderung.
5. Unser Leben bestimmen wir selbst.
6. Alles im Universum ist miteinander verbunden.
7. Immer einen Schritt nach dem anderen.
8. Unsere Selbstlosigkeit zu demonstrieren zeigt unser wahres Inneres.
9. Die Geschichte wiederholt sich, bis wir daraus lernen.
10. Der Moment ist alles was wir haben.
11. Die größte Belohnung fordert die meiste Geduld.
12. Der Wert einer Tat wird von Intention und Energie bestimmt.

Und? Woran scheitert es bei dir? Warum bist du noch nicht in deinem Traumleben angelangt?

Schreibe dir einmal deine aktuellen Probleme auf und gehe die einzelnen Gesetze durch. Wenn du mal ganz ehrlich zu dir selbst bist wirst du erkennen warum du nicht vorwärtskommst.

14. Die 20 Indianischen Lebensregeln

Auch die Indianer haben einen ethischen Codex. Ich bin sicher, dass auch er dich inspirieren kann über dein Leben nachzudenken und vielleicht auch die ein oder andere Veränderung vorzunehmen.

1. **Stehen Sie mit der Sonne auf und beten Sie.** Beten Sie alleine. Beten Sie oft. Eines Tages wird der Große Geist Ihre Gebete erhören.
2. **Seien Sie tolerant gegenüber denen, die von dem Weg weggetreten sind.** Unwissen, Ärger und Eifersucht kommen von verlorenen Seelen. Beten Sie, dass sie auf den richtigen Weg zurückkommen.
3. **Finden Sie sich selbst.** Erlauben Sie nie den anderen Ihren Weg zu bestimmen. Das ist nur Ihr Weg! Andere können mit Ihnen gehen aber keiner, außer Sie selbst, kann nach vorne schreiten.
4. **Haben Sie Rücksicht gegenüber Gästen in Ihrem Haus.** Setzten Sie Ihnen das beste Essen vor, geben Sie Ihnen das beste Bett, seien Sie Ihnen gegenüber ehrlich und gerecht.
5. **Nehmen Sie nie das was Ihnen nicht gehört, nicht von der Gesellschaft, der Natur oder anderen Kulturen.** Sie haben das weder verdient, noch geschenkt bekommen. Es gehört nicht Ihnen.
6. **Ehren Sie alles auf der Erde**, wie die Menschen, so auch die Tiere und Pflanzen.
7. **Achten Sie die Meinung von anderen, ihre Wünsche und Worte.** Unterbrechen Sie nie den anderen, solange er spricht, nehmen Sie ihm nichts übel und verspotten Sie ihn nicht. Geben Sie jeder Person Recht auf die eigene Meinung.

8. **Sprechen Sie nie schlecht von anderen.** Negative Energie, die Sie aussenden und noch in ihr Ihre Freude finden, kommt mehrfach verstärkt zu Ihnen zurück.

9. **Negative Gedanken machen Körper, Seele und Geist krank.** Üben Sie sich in Optimismus.

10. **Die Natur ist nicht unser Eigentum, sie ist ein Teil von uns.** Die Natur ist ein Teil unserer globalen Familie.

11. **Die Kinder sind unsere Zukunft.** Führen Sie sie weise, pflanzen Sie ihnen die Liebe in die Herzen ein und lehren Sie sie über das Leben. Bis sie wachsen geben Sie ihnen den Raum zum Wachstum.

12. **Verletzen Sie nicht das Herz der Anderen.** Das Gift dieses Schmerzes kommt zu Ihnen zurück.

13. **Seien Sie immer ehrlich.**

14. **Bleiben Sie in Ihrem inneren Gleichgewicht.** Ihr mentales, geistiges, emotionales und körperliches Ich müssen gleich stark, sauber und gesund sein. Stärken Sie den Körper, um den Geist zu stärken. Wachsen Sie geistig, um emotionale Wunden zu heilen.

15. **Entscheiden Sie bewusst was und wie Sie sein wollen**, wie Sie wirken und wie Sie hinter Ihren Taten stehen werden. Seien Sie für Ihr Handeln verantwortlich.

16. **Achten Sie auf die fremde Privatsphäre und Privatraum.** Mischen Sie sich nicht in fremdes Eigentum, besonders nicht in das heilige und geistige Eigentum. Das ist verboten.

17. **Seien Sie selbstsicher.** Sie können sich nicht um andere sorgen und anderen helfen, wenn Sie sich nicht um sich selbst sorgen und zuerst sich selbst helfen.

18. **Achten Sie fremde Glaubensüberzeugungen.** Zwingen Sie niemanden Ihren Glauben zu übernehmen.

19. **Teilen Sie Ihr Glück.**

20. **Jeder Mensch macht Fehler.** Jeden Fehler kann man verzeihen.

15. Die 18 Lebensregeln des Dalai Lama

Auch der Dalai Lama (Tenzin Gyatso) höchstpersönlich, hat 18 Lebens-Regeln die er ständig lebt. Sie haben mich ebenfalls sehr zum Denken und Reflektieren angeregt. Ich hoffe sie helfen dir auch:

1. Beachte, dass große Liebe und großer Erfolg immer mit großem Risiko verbunden sind.
2. Wenn du verlierst, verliere nie die Lektion.
3. Habe stets Respekt vor dir selbst, Respekt vor anderen und übernimm die Verantwortung für deine Taten.
4. Bedenke: Nicht zu bekommen was man will, ist manchmal ein großer Glücksfall.
5. Lerne die Regeln, damit du sie richtig brechen kannst.
6. Lasse niemals einen kleinen Disput eine große Freundschaft zerstören.
7. Wenn du feststellst, dass du einen Fehler gemacht hast, ergreife sofort Maßnahmen, um ihn wieder gut zu machen.
8. Verbringe jeden Tag einige Zeit allein.
9. Öffne der Veränderung deine Arme, aber verliere dabei deine Werte nicht aus den Augen.
10. Bedenke, dass Schweigen manchmal die beste Antwort ist.
11. Lebe ein gutes, ehrbares Leben. Wenn du älter bist und zurückdenkst, wirst du es noch einmal genießen können.
12. Eine liebevolle Atmosphäre in deinem Heim ist das Fundament für dein Leben.
13. In Auseinandersetzungen mit deinen Lieben sprich nur über die aktuelle Situation. Lasse die Vergangenheit ruhen.
14. Teile dein Wissen mit anderen. Dies ist eine gute Möglichkeit Unsterblichkeit zu erlangen.

15. Gehe sorgsam mit der Erde um.
16. Begib dich einmal im Jahr an einen Ort, an dem du noch nie gewesen bist.
17. Bedenke, dass die beste Beziehung die ist, in der jeder Partner den anderen mehr liebt als braucht.
18. Messe deinen Erfolg daran, was du für ihn aufgeben musstest.

Die häufigsten stressverursachenden Denkfallen und wie du sie austrickst

Es gibt sogenannte Denkfallen, in die wir permanent selbst reintappen. Bist du einmal hineingetappt, dann lösen sie in dir immer wieder negative Stressreaktionen aus, obwohl sie eigentlich keine wirkliche Bedrohung sind.

Unser „Kopf Kino" macht aber aus einem – vielleicht - kleinen Gedanken ein riesiges Drama und wir kommen nicht mehr aus dem Denken heraus.

Wenn du aber diese häufigsten Denkfallen kennst, kannst du sobald du merkst, dass du in der Denkfalle bist einen anderen entgegengesetzten „positiven" bzw. „stressdämpfenden" Gedanken dem „Negativen" vorziehen. Du kannst dich so wirksam schützen bzw. deine negativen Gedanken unterbrechen, indem du sie durchschaust.

So gelingt es dir nicht in die Denkfalle hinein zu tappen. Dazu ist es aber wichtig die Denkfallen zu kennen, sich selbst zu reflektieren, sich dessen bewusst zu werden, dass man sich darin befindet und sich einen entgegengesetzten positiveren Gedanken (oder auch Glaubenssatz) vor Augen zu führen.

Hinweis: Meine positiven – entgegengesetzten – Gedanken bzw. Glaubenssätze sind Anregungen.

Wenn dieser auf deine Situation und zu deiner Umgangssprache passt, dann übernehme ihn. Falls nicht – passe ihn an. Wichtig ist, dass er zu dir passt und sich richtig und gut anfühlt.

Hier sind sie nun, die häufigsten Denkfallen:

1. Ich muss das perfekt machen, darf mir keinen Fehler erlauben!

Dazu solltest du folgendes wissen: Perfektion bedeutet, dass mindestens 50% der Kraft, Energie und Zeit auf die letzten (meist verzichtbaren) 10% der Aufgabe verwendet werden. Das ist Stress pur und meist völlig unnötig. Aus dieser Denkfalle kommst du heraus, wenn du deine Ansprüche an dich selbst und die eigene Leistung überprüfst.

Wer häufig „ich muss" oder „ich darf nicht" denkt, gerät da schnell mal unter Stress.

Positiver – entgegengesetzter - Gedanke: *Ich muss nicht immer 100% bringen, 90% reichen völlig aus!*

2. Ich schaffe das nicht!

Die Zeit reicht nicht, ich habe nicht genug Energie, das kann ich mir nicht leisten. Ich werde nicht genug gefördert, einbezogen, wertgeschätzt, bestätigt. Es ist immer wieder zu beobachten, dass allein der GEDANKE daran, nicht genug von etwas zu haben, zu heftigen negativen Stress führt. Und dieser wiederum bewirkt, dass du das Mangelgefühl noch intensiver erlebst. Aber diese negativen Emotionen haben fatale Auswirkungen auf dein Gehirn bzw. das Unterbewusstsein.

Du wiederholst das Problem innerlich immer und immer wieder und es wird in deiner Erinnerung größer, als es in der Realität war bzw. ist. Dazu kommt noch: Wenn wir das oft wiederholen glauben wir das auch! Das ist die Macht der Wiederholung.

Positiver – entgegengesetzter - Gedanke: *Ich schaffe das schon – ich habe das schon immer geschafft!*

3. Da kann man ohnehin nichts machen!

Dein Gehirn unterscheidet nicht, ob ein Gedanke gut oder schlecht für dich ist. Es versteht auch das Wort „nicht" nicht. Hier eine kleine Übung zur Verdeutlichung: Denke doch mal bitte *„nicht"* an einen rosaroten Elefanten. Du siehst also: Unser Unterbewusstsein richtet sich kritiklos immer nach den Bildern/Gedanken die es erhält. Du kannst dich also gar nicht anders verhalten, als es dein DENKEN vorgibt. Wenn du z.B. der Meinung bist, dass du keinen Einfluss auf das Geschehen hast, dann bist du auch tatsächlich machtlos – ein Gefühl, das emotionalen negativen Stress auslöst. Achte also auf deine Gedanken!

Positiver – entgegengesetzter - Gedanke: *Wir werden eine LÖSUNG finden!*

4. Warum wendet sich immer alles gegen mich?

Wenn du dazu neigst, Stresszustände zu verallgemeinern, bleibst du schnell in einem negativen Denkmuster hängen, weil du natürlich auch den Fokus darauf richtest was du erwartest. Unser Kopf Kino hat also freie Fahrt ins Negative Denken.

Plötzlich siehst du alles schwarz und fängst an zu glauben, dass der Stress, der sich in Wirklichkeit nur auf einen Teilbereich deines Lebens auswirkt, dein Leben früher oder später komplett einnehmen wird.

Wenn deine Gedankenwelt so fokussiert ist, dann siehst du nur negative Situation, die dann „aufgebauscht" werden und so zu einer massiven Bedrohung werden, was enormen Stress und Alarm auslöst.

Positiver – entgegengesetzter – Gedanke: *Heute lief es nicht so gut; aber morgen ist ein neuer Tag!*

5. Ich habe einfach zu viel Stress!

Deine Wahrnehmung fokussiert sich auf all das, was zu deinen Annahmen passt, alles andere filterst du heraus. Aber, das was du siehst, ist ein Mini-Ausschnitt, den du schnell als deine Realität ansieht. Auf einmal siehst du nur noch die „böse" Arbeit und nicht mehr die schönen Zeiten mit Freunden oder deiner Familie. Hast du dich einmal darauf eingeschossen, dass deine Arbeit stresst und nervt, dann ist das auch so. Dieses Phänomen geht so weit, dass du dich mit Menschen umgibst und solche als Ratgeber suchst, die dich in deiner Meinung bestärken. Auf einmal haben alle um dich herum Stress und natürlich haben sie dann auch besonders viel. Und schon empfindest du Stress nur, weil deine GEDANKEN keine andere Wahrheit zulassen.

Positiver – entgegengesetzter – Gedanke: *Es gibt viel zu tun, aber ich schaffe das mit Leichtigkeit!*

6. Es ist genauso, wie ich es sage!

Ein klarer Fall von Tunnelblick oder auch selektive Wahrnehmung genannt. In deiner Wahrnehmung werden nur noch Informationen berücksichtigt, die zu deiner Überzeugung passen. Wie bei einem Filter der nur bestimmten Dinge durchlässt, kommen einige der Infos einfach nicht bei dir an. Die dann noch verbleibenden Informationen sorgen dann dafür, dass du nur in einem eingeschränkten Rahmen eine Entscheidung treffen kannst. Klar, du nimmst ja auch nicht alle Informationen auf. Zudem wiederholst du gerne alte Muster, die in deiner Vergangenheit schon mal funktioniert haben. Das führt zu Fehlentscheidungen, die zu Stress führen. Denn gerade, weil du dir so sicher warst, löst dein Gehirn bei einem Irrtum einen extra lauten Alarm aus.

Positiver – entgegengesetzter – Gedanke: *Ich kann mich auch mal irren, und das ist okay! Daraus kann ich lernen.*

7. Das habe ich schon immer so gemacht!

Unser Gehirn ist gerne bequem. Wenn du es nicht antreibst, bleibt es oft bei einmal gefundenen Lösungen stehen. In unserem Gehirn bzw. Unterbewusstsein ist sozusagen ein Trampelpfad entstanden, den du immer wieder gehst. Manchmal mag die Routine wirksam sein, oft aber bringt sie uns einfach nicht weiter. Und wenn wir mit unserem Gewohnheitsdenken danebenliegen, geraten wir unter Druck. Gerade in Stresssituationen solltest du für Alternativen offen sein, um auf gelassene Art und Weise Lösungen für das Problem zu finden.

Positiver – entgegengesetzter – Gedanke: *Ich bin offen und flexibel für neue Lösungen!*

8. Ich bin ein Gewinner oder Verlierer!

Sich als Verlierer zu fühlen führt zu negativem Stress, aber auch sich als Gewinner zu fühlen.

Ein Gewinner steht nämlich permanent unter Druck noch mehr zu machen, noch mehr zu geben und noch mehr zu üben um auch ja ein Gewinner zu sein.

Die Welt ist schön oder die Welt ist schlecht – „Du bist was Du denkst!".

Wenn wir in Schwarz-Weiß-Denken, denken wir in Stereotypen und legen uns fest. Wir sehen keine Grautöne, keine Verhältnisse, keine Alternativen. Es gibt nur ein „entweder - oder" kein „sowohl als auch". Versuche doch auch mal in einem Grau-Ton zu denken, das ist weniger belastend und nimmt den Druck.

Positiver – entgegengesetzter – Gedanke: *Ich gebe mein Bestes!*

9. Ich habe Angst, dass ich das nicht durchstehe!

Wenn du gelernt hast, Stressempfindungen mit dem Gefühl der Angst zu verknüpfen, wirst du jede Stresssituation zwangsläufig als Angst oder Panik empfinden.

Diese Verwechslung kann dazu führen, dass du stressige Situationen meidest, in der Hoffnung, so deiner Angst zu entgehen.

Dieses Vermeidungsverhalten wird auch als Widerstand bezeichnet. Wer im Widerstand ist, verliert enorm viel Kraft.

Widerstand bedeutet, sich gegen etwas zu wehren. Das ist der größte Energieverlust, den du erleben kannst.

Je länger du im Widerstand verharrst, desto mehr schwinden deine Kräfte und die Möglichkeiten, die Herausforderung zu bestehen. Das Stressempfinden wird stärker und stärker. Am Ende führt dies in den meisten Fällen zu einer Krankheit.

Positiver – entgegengesetzter – Gedanke: *Ich schaffe alles was ich will!*

10. Ich muss immer alles unter Kontrolle haben!

Du musst dazu wissen, dass ein starker Wunsch nach Kontrolle durch Mangel an Vertrauen entsteht: Mangel an Urvertrauen, Mangel an Selbstvertrauen, Mangel an Vertrauen in seine Mitmenschen. Eine ständige Kontrolle und genaue Berechnung der Dinge bewirken jedoch, dass du dich unter permanenten Stress setzt. Immer, wenn du glaubst etwas nicht mehr beeinflussen zu können, steigen Puls und Blutdruck. Wer denkt, alles im Leben kontrollieren zu können, wird mit hoher Wahrscheinlichkeit krank werden. Im Leben kommt es immer wieder zu Situationen, auf die du keinen Einfluss hast und die Du nicht ändern kannst. Das ist für Menschen mit starkem Kontrollbedürfnis kaum auszuhalten, aber das ist nun mal das Leben.

Positiver – entgegengesetzter – Gedanke: *Vieles entzieht sich meiner Kontrolle – aber ich habe Vertrauen!*

11. Heute wird bestimmt nichts schiefgehen!

Du solltest dich von der Vorstellung trennen, dass die Dinge immer so laufen, wie du es gerne hättest oder wie du es erwartest. Denn häufig kommt es einfach anders als du denkst. Je mehr du verkrampfst und denkst heute darf auf keinen Fall etwas schiefgehen, desto eher passiert etwas. Also, höre auf dich selbst unter Druck zu setzen. Das sind Vorstellungsfehlern, die dein Gehirn in Alarm versetzen.

Positiver – entgegengesetzter – Gedanke: *Ich bin gespannt, wie es heute laufen wird!*

12. Ich muss es den anderen beweisen, dass ich das kann!

Die Soziale Anerkennung ist ein Grundbedürfnis, ohne die kein Mensch existieren kann. Wenn Anerkennung fehlt, fühlen sich Menschen irgendwann einmal unsichtbar und nicht wertgeschätzt. Menschen werden nachlässig, unzufrieden, antriebslos oder gar krank. Emotionaler Stress entsteht vor allem dann, wenn es eine Kluft gibt zwischen großer Anstrengung und geringer Anerkennung. Um dich nicht ständig unter Druck zu setzen, solltest du auf deine Kompetenzen vertrauen. Du bist doch längst anerkannt, dafür schuldest du niemandem mehr einen Beweis.

Positiver – entgegengesetzter – Gedanke: *Ich allein muss wissen, dass ich das kann!*

13. Ich darf niemanden enttäuschen!

Natürlich möchtest du gewissen Erwartungen gerecht werden. Wenn du aber versuchst, es immer allen recht zu machen, gerätst du zwangsläufig in die Stressspirale. Weil dir das erstens niemals gelingen kann und weil du dadurch dich selbst und das was du willst, also das was dich glücklich macht, nicht mehr wahrnehmen kannst.

Positiver – entgegengesetzter – Gedanke: *Ich gebe mein Bestes und achte dabei auch auf mich selbst!*

Tipps für eine langfristige Veränderung im Leben - die Hilfe zur Selbsthilfe

1. Schläfst du genug?

Der Stress sorgt meisten dafür, dass wir weniger schlafen – und das teilweise noch über einen längeren Zeitraum. Zudem ist meistens auch die Schlafqualität bei Menschen mit Stress nicht so gut.

Ein paar unruhige Nächte kann man schon mal – gerade in jüngeren Jahren wegstecken – doch wird das zum Dauerzustand schadest du damit deinem Körper enorm.

Übrigens: Schlafmangel führt zu einer verstärkten Ausschüttung des Stresshormons Cortisol. Auch hat der Körper weniger Zeit zur Regeneration, da der Körper sich nicht erholen kann. Es klingt simpel und ist doch so wichtig: Der Mensch benötigt: 7 bis 9 Stunden Schlaf, sonst ist er leider nicht voll Leistungsfähig.

2. Sorgst du für einen erholsamen Schlaf?

Tiefer, erholsamer Schlaf ist eines der besten Mittel gegen chronischen Stress.

Leichter gesagt als getan, denn gerade, wenn wir „vermeintlich" zur Ruhe kommen wollen meldet sich das „Kopf Kino" – gerade bei Menschen, die im Alltag oft unter Druck stehen. Diese Menschen nehmen ihre Probleme sozusagen „mit ins Bett".

Der erholsame Schlaf ist jedoch ein sehr wichtiges Instrument gegen den Stress. Daher gilt auch für Dich: Kein Stress im Schlafzimmer!

Hier ein paar Anregungen und Rituale die dir bei deinem erholsamen Schlaf helfen werden:

- Problemthemen oder heiße Diskussionen nie im Bett oder vor dem Schlafen gehen.
- Kein Fernsehen im Bett – schon gar keine Nachrichten oder Mord und Totschlag.
- Mindestens 1 Stunde vor dem zu Bett gehen überhaupt kein Fernsehen mehr schauen – egal wo.
- Keine elektronischen Gegenstände oder Geräte wie z.B. Radio, TV, Handy oder Laptop im Schlafzimmer. In jedem Fall sollten die Geräte komplett ausgeschaltet sein – also auch nicht auf Standby.
- Im Schlaf sinkt die Körpertemperatur, daher hilft eine niedrigere Raumtemperatur (ideal: 15 – 20 Grad) dem Körper schneller „runterzufahren".
- Der abendliche Sport mindestens 3 Stunden vor der Bettruhe, da das Training den Stoffwechsel und den Kreislauf anregt und das hemmt die Melantoninausschüttung, das für den Schlaf wichtig ist.
- Gehe möglichst immer zur gleichen Zeit – am besten auch gemeinsam ins Bett. Das gilt auch am Wochenende.
- Esse abends nur noch leichte Kost um den Körper nicht mit der Verdauungsarbeit zu belasten.

- Keine großen Mengen trinken kurz vor dem Schlafengehen, da sonst der Harndrang aktiviert wird.
- Kein Kaffee mehr nach 16.00 Uhr. Das im Kaffee enthaltene Koffein bleibt nämlich nach der Einnahme noch etwa vier Stunden im Blut.
- Mache etwas Entspannendes vor dem Schlafen gehen um zur Ruhe zu kommen. z.B. Meditieren.
- Erzähle dir selbst, was du den Tag über Tolles erlebt hast (nur positive Dinge).
- Schreibe ein Dankbarkeits-Tagebuch (siehe Punkt 89).
- Kuschel mit deinem Partner/in.
- Habe Sex.
- Baue dir Rituale ein, wie z.B. einen Gute-Nacht-Kuss, eine Umarmung etc.

Mache alles was dir gut tut und schlafe immer mit positiven Gedanken ein.

Mit der Zeit stellt sich der Körper auf diesen Rhythmus und die Rituale ein. Dies benötigt aber deine Konsequenz über einen längeren Zeitraum hinweg. Du wirst aber merken, dass der Schlaf immer erholsamer und besser wird.

3. Mache Sport

Sport ist eine sehr gute Möglichkeit Stress abzubauen. Vor allen Dingen dann, wenn du in deinem Job nur mit dem Gehirn und nicht mit dem Körper arbeitest. Durch Sport wird der körperliche Bezug zu sich selbst gestärkt. Es gibt hierzu viele Studien, die belegen, dass Sport dabei hilft, mit vielen Dingen fertig zu werden. Egal was der Grund für Erschöpfung oder Stress ist - es könnte durch Sport – zumindest kurzfristig - verbessert werden. Suche dir also einen Sport, der dir Spaß macht - wenn du dich dazu „zwingen" musst ist der Stress auch wieder vorprogrammiert.

Merke dir dazu auch: Auf jede Anspannung muss eine Entspannung folgen. Dabei kann Sport helfen.

4. Entspannung vor dem Fernseher? Das ist leider nicht möglich!

Beobachte dazu mal deinen Körper nach einem stressigen Tag ganz genau. Wenn du den Fernseher anmachst, fahren Blutdruck und Atmung hinunter. Das ist gut so. Aber was passiert mit den Muskeln? Deine Muskulatur bleibt die ganze Zeit über unter ständiger Spannung. Das liegt an den Stresshormonen, die nur schwer aus deinem Körper verschwinden.

Damit die Stresshormone neutralisiert werden können, brauchst du Endorphine und Serotonin also Glückshormone. Und die kann unser Körper vor dem Fernseher nicht produzieren. Dafür brauchen wir andere Dinge gegen Stress – also z.B. Sport: schwitzen, Anstrengung und die Möglichkeit uns körperlich auszupowern …

Bewegung ist ganz wichtig! Wenn die Stresshormone nämlich nicht abgebaut werden, unterdrückst du die Produktion der Glückshormone. Du kennst das sicher gerade im Winter, wenn du dich weniger bewegst. Ein Grund für die Herbst- oder Winter-Depression ist zu wenig Bewegung, zu wenig Sonne usw.

Das führt zu ständiger Müdigkeit, Gereiztheit, Problemen bei der Konzentration, Schlafproblemen und kann sogar Verdauungsbeschwerden mit sich bringen.

5. Verbringe Zeit mit Menschen, die dir guttun!

Du solltest mit den Menschen, die du gerne hast viel Zeit verbringen. Es sollten aber Menschen sein, die es gut mit dir meinen und die dich im Leben weiterbringen. Menschen, die ehrlich zu dir sind und dem Leben gegenüber positiv eingestellt sind. Vielleicht hast du auch gute Freunde, die bereits dort sind wo du noch hin willst?

Du solltest jedoch nicht über den Job sprechen oder etwas, das dir Stress bereitet. Sprich über positives und über Dinge, die dir Freude bereiten. Wenn du mit diesen Menschen Spaß hast, wird sich deine Körperchemie ändern und du wirst Hormone ausschütten, die Wachstum und Genesung begünstigen. Also, habe Spaß – Rede über positive Dinge und lache so viel wie möglich.

6. Jeder Mensch braucht Anerkennung und Selbstbestätigung, aber wer gibt sie dir?

Wenn Du glaubst, dass du die Anerkennung anderer Menschen brauchst, z.B.: ich brauche den Zuspruch, die Liebe, den Applaus etc., dann bist du genau genommen wie ein emotionaler Bettler, wie ein Drogensüchtiger, der am Tropf hängt und jeden Tag emotional davon abhängig ist was andere Menschen ihm heute geben.

Lerne also dir die Bestätigung von innen heraus zu geben. Denn du bist der Mensch, der den ganzen Tag mit dir zusammen ist. Du bist dein bester Freund, der dir als erstes begegnet am Morgen und als letztes das Licht ausmacht.

Du bist die Liebe deines Lebens und du solltest lernen dich anzunehmen und zu lieben und dir den Zuspruch zu geben, den du brauchst.

Das hat nichts mit Selbstverliebtheit zu tun, sondern mit dem Verständnis im Leben, dass niemand im Außen dir das geben kann, was du dir nur selbst geben kannst.

Wenn du mit dir selbst 24 Stunden am Tag zusammen bist, mit wem wäre es denn dann am wichtigsten in Frieden und Harmonie zusammen zu leben als mit dir selbst? Wenn du das geschafft hast, dann fällt es dir viel leichter stressfrei mit anderen, mit der Gesellschaft und eben im Außen umzugehen. Denn du musst anderen „nicht gefallen" um Bestätigung zu erhalten.

Hierzu gibt es noch eine Übung: Beobachte dich, wie du mit dir selbst redest. Was denkst du über dich? Schreibe alles auf und reflektiere dich. Versuche dann mögliche negative Gedanken zu ändern.

Wenn du dir selbst Anerkennung und Liebe schenkst, dann gewinnst Du eine innere Stärke und Selbstvertrauen und das spürt man auch im Außen. Du wirst automatisch auch resistent gegen Kritik und mangelnde Anerkennung. Du bist ja nicht mehr darauf angewiesen.

7. Vertraust du dir zu 100 % selbst?

Selbstvertrauen hat etwas mit Vertrauen in sich selbst zu tun. Die Grundlage von Selbstvertrauen ist sich selbst bewusst zu sein.

Selbstbewusstsein ist die Fähigkeit seine eigenen Gedanken und Emotionen steuern zu können.

Also, werde dir selbst deiner bewusst. Diese Übungen helfen dir dabei dich deiner bewusst zu werden und dein Selbstvertrauen zu stärken:

1. Konzentriere dich auf deine Stärken. Im Leben ist man erfolgreich, wenn man sich auf seine Stärken konzentriert und sich derer bewusst ist (Beispiel: Über die Stärken hat man Erfolg – es fällt einem leichter sich zu zeigen und andere nehmen dich eher wahr). Es ist ein Fehler sich auf die Schwächen zu konzentrieren und zu versuchen diese zu optimieren. Du wirst damit max. Mittelmaß erreichen. Besser ist die Konzentration auf die Stärken – was sind deine Stärken?

2. Was magst du und was magst du nicht? Was willst du wirklich im Leben? Richte dein Leben nicht darauf aus was andere von dir denken oder was du anderen beweisen musst. Beantworte dir selbst die Frage: „Was bedeutet es für mich ein glückliches Leben zu führen?"

3. Mache nun 2 Spalten auf ein Blatt Papier. Schreibe in der linken Spalte auf in welchen Dingen/Situationen du konkret kein Selbstvertrauen hast. Überlege dir was sagst du im Inneren immer wieder zu dir selbst? Wovor hast du Angst? z.B. „Reden vor fremden Personen." etc. Beachte dabei: „Ich bin" sind 2 ganz starke Kraftwörter und in der Regel spricht man eher negativ über sich selbst, z.B. Ich bin eben introvertiert, ich bin nicht kommunikativ etc. So schickst du deinem Unterbewusstsein permanent negative Botschaften und damit wird das zur eigenen „Wahrheit". Du raubst dir dein Selbstvertrauen selbst. Dieses Programm wurde vielleicht sogar schon in deiner Kindheit angelegt, z.B. Du hast als kleines Kind nicht gleich geantwortet und deine Mutter sagt: „Sie/er ist eben schüchtern.". Was lernt das Kind? Es ist schüchtern. Dies sind negative Glaubenssätze.

Schreibe nun gegenüber, also in die linken Spalte auf was du gerne mehr hättest bzw. wie du gerne sein möchtest? Was willst du stattdessen? Was würdest du gerne ändern? Beginne möglichst mit den beiden Kraftwörtern: „Ich bin…" z.B. „Ich bin selbstbewusst und sage meine Meinung.", „Ich bin voller Selbstvertrauen.", „Ich bin unabhängig von der Meinung anderer.", „Ich bin ein Macher." etc.

4. Programmiere nun dein Unterbewusstsein um z.B. durch sogenannte Affirmationen. Nehme dazu die Sätze, die du dir auf der rechten Seite notiert hast und sage sie dir jeden Tag mind. 30 Tage lang. Sage dir die Sätze voller Überzeugung. Du kannst diese Übung verstärken, indem du dazu vor den Spiegel stehst und mit dir selbst redest.

5. Visualisierung: Du kannst auch die Augen schließen und dir deine Ideal-Situation vorstellen, z.B. Wie Du mit vollem Selbstvertrauen eine Rede hältst und am Ende alle klatschen. – irgendwann wird das vom Unterbewusstsein akzeptiert und dann ist es deine Realität. Es wird dir in jedem Fall leichter fallen vor einem Publikum zu reden, da du es ja nun (in Gedanken) bereits gemacht hast. Übrigens, die Praxis kommt automatisch hinterher, wenn das Unterbewusstsein die Neuprogrammierung übernommen hat.

6. Komme ins tun: Übe - je nachdem wie mutig du bist in kleinen Schritten in der Praxis. Mache nicht zu viel auf einmal, sonst stellt sich dein Unterbewusstsein dagegen. Gehe einen Weg der kleinen Schritte: z.B. Wenn du selten deine Meinung sagst und eher das machst, was andere von dir erwarten/verlangen, dann sage deine Meinung nicht vor vielen Menschen, sondern nur vor einer Person usw.

Übrigens: Selbstvertrauen hat enorm viel damit zu tun sich nicht um die Meinung anderer zu kümmern.

8. Was bist du dir selbst wert?

Du denkst jetzt sicher: „Oh, eine schwere Frage.". Das finde ich übrigens auch, denn die wenigsten Menschen machen sich Gedanken über ihren Selbstwert. Wie sieht es damit bei dir aus? Fühlst du dich selbst „wertvoll" – ich meine aus dir heraus ohne „Applaus" von außen, ohne Leistung, ohne Beweise, ohne einen täglichen Konkurrenzkampf?

Selbstwert bedeutet, dass du in diesem Leben bist, weil du dieses Leben geschenkt bekommen hast und das Leben an sich ist das Wertvollste ist was es gibt – wenn du das verinnerlicht hast ist das Meiste bereits gewonnen.

Es gibt nichts auf der Welt was nicht einen Grund hat. Jeder Grashalm hat seine Funktion im Großen und Ganzen und hat seinen Sinn. Er ist ein Grashalm, er ernährt z.B. Kühe, die geben Milch und die ernähren andere Menschen usw. Das Leben verschwendet keine Energie. Alles hat einen Wert. Das bedeutet, dass auch du gewollt bist und es gibt etwas, was nur du auf diese Welt bringen kannst. Was nur du an andere Menschen weitergeben kannst und es gibt etwas womit du diese Welt besser machen kannst. Das muss übrigens nichts mit Leistung zu tun haben. Das können viel größere Dinge sein, z.B. wie du mit Menschen umgehst, wie liebevoll du bist, wie emphatisch etc.

Selbstwert entsteht aus dem Wissen heraus, dass du gewollt bist und dass du einen inneren Wert hast für den du nichts tun musst.

Wir werden bereits in der Kindheit und der Schule darauf programmiert Leistung zu bringen – das ist die materielle/westliche Konditionierung.

Wir fangen schon früh an, uns zu vergleichen und „Idealen" hinterherzurennen, die uns aus den Medien vorgespielt werden. Daraus verlieren wir die Verbindung zu uns selbst und denken, dass wir nur dann etwas wert sind, wenn die „Gesellschaft" dieser Meinung ist. Letztendlich ist es aber doch so, dass nur du deinen Maßstab festlegst.

Aus dieser Denke kommst du heraus, wenn dich innere Motive anleiten und die Motivation nicht von außen kommt. Das heißt, wenn du deinen Selbstwert kennst. Du richtest dann den Fokus nach innen und nicht mehr was extern von außen (Gesellschaft, Familie etc.) von dir „erwartet" wird.

Ich wurde mir meines Selbstwertes bewusst als ich bemerkte, dass ich immer mehr Energie/Geld/Zeit in meine Ausbildung/Weiterbildung und in mein Wachstum investierte anstatt in Äußerlichkeiten wie Kleidung, Schmuck und andere Wertgegenstände.

Selbstwert ist nachhaltiges Selbstvertrauen und das spüren die Menschen auch. Also, wie sieht es mit Deinem Selbstwert aus?

9. Die schönste Liebe ist die Selbstliebe

Mit wem bist du die ganze Zeit - also permanent zusammen? Genau, das ist eine einzige Person und zwar du selbst.

Falls du auf der Suche nach der/dem richtige/n Partner bist, so kann ich dir gleich die Lösung präsentieren: Wenn du dich nicht selbst liebst - wie bitteschön, soll es dann jemand anderer tun? Wie kann in dein Leben Liebe einziehen, wenn Du dich selbst nicht liebst?

Daher gilt: Liebe du dich bedingungslos, mit allem was du bist, was dich ausmacht, wie du aussiehst usw.

Diese Selbstliebe strahlst du aus, entsprechend wirst du auch Liebe in dein Leben ziehen und automatisch glücklicher und zufriedener werden bzw. sein. Denn es gibt eine Sache, die die Welt garantiert verändert und das ist die Liebe.

10. Lasse dich durch einen Personal- bzw. Life-Coach begleiten

Jeder Mensch hat einen oder mehrere sogenannte schwarze Flecken, die man selbst leider nicht sieht und auch nicht wahrnimmt. Klar du hast deine Filter um die für dich relevanten Informationen herauszufiltern, ja selbst so eingestellt. Die meisten erfolgreichen Business-Menschen und die die wirklich weiterkommen wollen und das möglichst schnell, haben daher auch einen Coach an Ihrer Seite. Ein guter Coach zeigt dir diese „schwarzen Flecken" und hilft dir die für dich „unsichtbaren" Blockaden auf dem Weg zu deinem erfüllten Traumleben auf zu lösen.

Auch wenn du in die Veränderung gehen willst, raus aus der Komfortzone in ein neues Leben hilft dir ein Personal-Coach enorm. Er kann dir die Ängste vor Neuerungen nehmen, die in dieser Situation völlig normal sind, jedoch sehr hemmen, deine Zweifel nehmen und dir neue Wege aufzeigen.

Wie sagte Albert Einstein so schön: „Die Definition von Wahnsinn ist, immer wieder das Gleiche zu tun und andere Ergebnisse zu erwarten." Ein guter Coach kann dir dabei helfen diesen Wahnsinn zu stoppen.

Aber wie findet man einen guten Personal- bzw. Life-Coach?
Hier einige Tipps:

- Erkundige dich im Internet oder bei Menschen denen du vertraust ob sie eine Empfehlung haben.
- Lese die Referenzen der Menschen, die bereits mit Deinem möglichen „Coach", der in der engeren Wahl ist, gearbeitet haben.
- Schaue dir die Aus- und Fortbildungen an. Leider ist die Bezeichnung: „Coach" nicht geschützt. Heutzutage kann sich jeder „Coach" nennen. Schaue daher auf Zertifikate und Qualifikationen.
- Was hat der Coach deiner Wahl für eine „Lebensgeschichte". Der beste Coach ist der, der schon da ist wo Du hinwillst und der das bereits erlebt hat wo Du gerade steckst. Nur er wird dich richtig verstehen, weil er weiß was du gerade durchmachst.
- Lerne deinen Coach vor einer Zusammenarbeit erst mal kennen. Wenn die „Chemie" nicht stimmt, dann ist eine Zusammenarbeit schwer. Ihr solltet euch sympathisch sein und gegenseitiges Vertrauen haben.
- Definiere als erstes das gemeinsame Ziel und mache dir einen gemeinsamen „Fahrplan".
- Frage deinen Coach nach seinen Techniken, die er in deinem Fall anwenden will. Wenn du „Mentaltechniken" grundsätzlich ablehnst, dann bringt dir auch nichts, denn dein Unterbewusstsein wird blockieren.

Wenn dir all dies Ratschläge nicht weiterhelfen, dann habe ich noch einen für dich: höre auf dein Gefühl!

11. Andere zu kritisieren wird dich nicht weiterbringen

Verzichte bewusst darauf andere zu kritisieren oder verbessern zu wollen. Das kostet nur Kraft und Energie und bringt meistens nichts – insbesondere dann nicht, wenn der Gegenüber die Kritik nicht annimmt.

Merke dir: „Ratschläge sind wie Schläge". Gebe anderen nur Ratschläge oder Feedback, wenn du darum gebeten wirst. Noch besser: verbessere stattdessen lieber dich selbst, denn das hast du ja schließlich im Griff.

12. Kritik ist doch nur Feedback und das bringt dich weiter

Jeder macht mal Fehler, außerdem ein Feedback birgt die Chance sich zu verbessern – das ist doch toll! Misserfolge sind zudem Lerngelegenheiten und ja, manchmal muss man dafür auch Lehrgeld zahlen. Nimm Kritik als Feedback und Wertschätzung an, das bringt dich unter Umständen weiter. Allerdings nur, wenn du daraus auch lernst.

Also lerne lieber, als dich darüber aufzuregen. Das ist alles nur eine Frage der Sichtweise und die liegt ja bekanntlich bei dir selbst.

13. Lerne dich Anzupassen – akzeptiere das, was du nicht ändern kannst

Manchmal hilft es die Situation einfach zu akzeptieren, anstatt sich über etwas aufzuregen, was du sowieso nicht ändern kannst. Ändere dazu einfach deine Sichtweise oder deine Handlung und finde die positiven Aspekte an der Situation.

Du bist unzufrieden mit der Regierung? Gehe wählen und wähle eine andere Partei. Du regst dich über die Umweltverschmutzung auf? Dann verwende weniger Plastik, arbeite bei einer Umweltorganisation mit, unterschreibe Petitionen etc. Mache das, was du tun oder ändern kannst. Rege dich aber bitte nicht darüber auf, dass du nicht die ganze Welt retten kannst.

Tue einfach das, was in deiner Macht liegt. Wenn das jeder machen würde, dann wäre schon sehr, sehr viel gewonnen. Also, tue lieber etwas, anstatt dich aufzuregen und deine Energie sinnlos zu verschwenden, denn sich aufzuregen kostet enorm viel Energie und du willst doch nicht, dass die die dich aufregen deine Energie bekommen – oder?

14. Lerne von Menschen, die nicht gelassen sind

Du siehst einen rasenden Autofahrer? Was hilft es dir dich aufzuregen? Bemitleide ihn lieber, weil er sein Zeitmanagement nicht im Griff hat oder nicht über die nötige Gelassenheit verfügt. Zudem wenn Du dich aufregst gibst du dem über den du dich aufregst die Macht über deine Gefühle – frage dich doch mal ernsthaft: Willst du das wirklich? Willst du deinem Ärgernis die Macht über dich bzw. deine Gefühle und Emotionen geben? Wohl eher nicht – oder?

15. Lerne von Menschen, die gelassen sind

Lerne von den Besten, das hat schon immer viel gebracht. Was machen diese Menschen besser/anders als du? Was könnte dich davon weiterbringen? Was willst du übernehmen? Rede mit diesen Menschen oder lese deren Tipps, schaue dir deren Videos etc. an.

Was sind deren effektivsten Strategien und überprüfe mal ob du das ein oder andere nicht übernehmen könntest bzw. willst.

16. Suche dir etwas Ausgleichendes in deinem Leben

Du hast zu viel einseitige Arbeit im Beruf – suche dir einen Ausgleich. Was könnte dein Ausgleich sein? Immer nur Zahlen, Daten und Fakten im Büro und die Kreativität kommt zu kurz? Wie wäre es dann mit ein bisschen Kreativität. Besuche z.B. einen Mal- oder Bastelkurs. Du hast immer viel Leute um dich herum und bist in der Projektkoordination, dann mache etwas für dich. Z.B. einen Meditationskurs oder spazieren gehen in der Natur. Du bist der absolute Businessmann, immer auf der Jagd nach dem Geld, dann mache ein Ehrenamt und helfe Menschen in Not. Einfach ausprobieren – könnte ja Spaß machen und dich entspannen.

17. Verabrede dich mit dir selbst – nehme dir Zeit für dich

Du hast zu viel Termine und bist nur noch fremdbestimmt? Du hast immer etwas zu tun? Du hast eben zu viel Stress und Du hast vor allem eins nicht, Zeit für dich selbst.

Du hast keine Zeit mehr um für dich selbst etwas zu machen, etwas das dir Spaß macht und dein Leben bereichert? Höchste Zeit also, das endlich nachzuholen. Denn wenn du so im „Hamsterrad" bist, dann kannst du deine Stressursachen nicht erkennen.

Unter starker Belastung helfen auch die eigenen „Durchhalteparolen" nicht weiter, da du nicht mehr richtig konzentriert bist, nicht mehr richtig denken kannst und somit auch nicht mehr gute Arbeit leisten kannst.

Gönne dir Ruhe, gönnen dir etwas, wonach dir wirklich zumute ist und schalte dein Pflichtbewusstsein zumindest für ein paar Stunden aus. Am besten vereinbarst du regelmäßig feste Termine mit dir selbst. Trage dir diese Termine fix und unumstößlich in deinem Kalender ein und halten diese Termine auch ein. Noch besser: Buche gleich die Wellness-Anwendung etc. dann musst du dir die Zeit nehmen. Manchmal muss man sich eben selbst zwingen.

18. Hektik bringt dir nichts - bleibe einfach cool

In hektische Aktivität zu verfallen bringt nichts. Hektik kostet nämlich Zeit – oder anders ausgedrückt: „Schnelles Laufen ist keine Gewähr dafür, dass man sein Ziel erreicht!" In Hektik steigt die Fehlerhäufigkeit mit der Anzahl des Stresspegels stark an. Auch das Arbeitsklima verschlechtert sich. Hektik bringt also nichts und ist daher völlig unnötig.

Der typische Hektiker hat zudem oft zu wenig Zeit, um zu erklären, wie die Aufgaben verteilt sind und was das Ziel ist. Daher kann er nur schwer delegieren um Zeit zu sparen und macht es letztendlich lieber selbst. Das Resultat: noch mehr Hektik.

Beobachte dich – bist du auch so ein Hektiker? Wer oft das Wort „schnell" benutzt, z.B. „Ich gehe noch schnell in den Keller was holen!" oder "Ich mache das noch schnell fertig!" hat die Tendenz zum klassischen Hektiker. Streiche einfach das Wort „schnell" aus deinem Wortschatz. Der innere Antreiber bzw. deine innere Stimme, die „Mach schnell und beeile dich!" flüstert, meldet sich gerade mal wieder und sorgt für Stress bzw. ein Gefühl der Überforderung. Mache dir bewusst:

Nicht die Situation verursacht Stress, sondern die innere Einstellung, die du zur Situation hast. „Wenn du es eilig hast, setze dich!", sagt ein chinesisches Sprichwort – mache dir das immer wieder bewusst.

In der Regel gilt: Wofür du in der Hektik eine Stunde brauchst, schaffst du in einer ruhigen Haltung wesentlich schneller. Also, atme durch komme zur Ruhe und fragen dich, ob diese Hektik zum Ziel führt.

Denke daran: Überlegen macht überlegen. Also, cool bleiben und die Nerven bewahren.

19. Fehler bringen dich weiter als du denkst

Viele Menschen suchen immer einen Schuldigen. Aber diese Suche kostet nur Energie und in der Regel bringen sie dich nicht weiter - im Gegenteil, wenn du den Schuldigen endlich gefunden hast erntest du erst einmal eine Abwehrhaltung durch den Beschuldigten. Ein neuer Kampf beginnt. Du musst erst mal beweisen, dass deine Beschuldigungen gerechtfertigt sind, als nächstes folgt dann ein Schlagabtausch an Argumenten und Beschuldigungen, denn Druck erzeugt Gegendruck.

Es bringt also rein gar nichts, denn es bringt weder dich noch die andere Person weiter. Attackiere daher immer nur das Problem, nicht die Person. Lerne lieber aus den Fehlern – am besten gemeinsam - und überlege dir wie du verhindern kannst, dass dir das noch mal passiert. Fehler macht jeder mal und Fehler sind auch gut so, man lernt nämlich aus ihnen – wenn man bereit dazu ist.

20. Sicherheit und Kontrolle lähmen dein Leben

Nicht jede Situation ist kontrollierbar und Sicherheit lähmt dich. Wer ständig in Sicherheit lebt oder leben will, der ist nicht wirklich frei und kann das Leben nicht in seinen vollen Zügen genießen. Wenn ich dich fragen würde: was war dein tollstes Erlebnis in deinem bisherigen Leben? Was antwortest du dann? Vielleicht: „Ohh, mein tollstes Erlebnis war, dass ich immer schön in Sicherheit war und alles unter Kontrolle hatte?

Leben hat etwas mit erleben zu tun. Also, sei flexibel, gehe gelegentlich über deine eigenen Grenzen hinaus und lebe im Hier und Jetzt. Das macht frei, Du erlebst Neues und dein Leben ist aufregend, einzigartig und eben außergewöhnlich.

21. Sei ehrlich zu dir selbst – Verharmlose die Situation nicht

Mal ehrlich bist du auch um keine Ausrede dir selbst gegenüber verlegen? Du musst im Job ein Projekt nach dem anderen stemmen und sagst dir immer wieder: nur noch dieses Projekt und dann wird alles besser. Verwendest du diese Ausrede auch immer und immer wieder? In welchen Stress-Situationen hast du dauernd die gleiche Ausrede?

Mal ganz ehrlich, eine Ausrede ist natürlich einfach, nur eben leider nicht besonders effektiv. Also, sei endlich ehrlich zu dir selbst. Reflektieren dich und mache dir selbst nichts mehr vor. Also, welche Ausrede hast du immer und immer wieder? Verbiete dir ab sofort selbst diese Ausrede und suche dir anstatt einer neuen Ausrede, lieber eine Lösung.

22. Anstatt hätte ich mal ... einfach mal versuchen

Eines Tages wirst auch du sterben. Stell dir bitte mal vor du würdest es spüren, wenn es soweit ist und vielleicht denkst du dann in deinen letzten Lebensmomenten nochmal rückwirkend über dein Leben nach.

Wie würdest du dich fühlen, wenn du dir in diesen letzten Momenten selbst Vorwürfe machst und zu dir selbst sagst: „Ja, hätte ich mich mal getraut." oder „Wenn ich das damals gemacht hätte, dann wäre mein Leben in eine ganz andere Richtung verlaufen."

Wie würdest du dich fühlen, wenn du zu dir sagen würdest: „Ja, ich habe mich damals getraut, eine Entscheidung getroffen und mein Leben hat sich verändert." oder „Ich habe eine Entscheidung getroffen und es versucht". Was fühlt sich für dich besser an? Sei ehrlich zu dir selbst. Stehen bleiben ist nie eine Lösung. Das ganze Leben ist Bewegung und bevor man etwas bereut ist es doch besser es einmal mehr zu versuchen ... es könnte ja auch gut gehen und klappen.

23. Lehrgeld zahlen ist noch lange kein Scheitern

Stell dir vor du hättest als kleines Kind nach dem ersten Hinfallen aufgegeben das Laufen zu lernen? Kleinkindern ist es egal, wenn sie nach den ersten Gehversuchen hinfallen. Sie stehen wieder auf und probieren es einfach immer wieder bis sie es können. Sie kennen ein „scheitern", (noch) nicht. Je älter du aber wirst, desto mehr machst du dir Gedanken darüber was andere von dir denken könnten und viel zu oft wird nach der ersten „kleinen" Niederlage der große Traum aufgegeben.

Kennst du diesen Spruch: „Du bist erst dann gescheitert, wenn du aufhörst es zu versuchen." Genau darum geht es. Sage dir einfach, dass man manchmal „Lehrgeld" bezahlen muss, aber hinfallen bedeutet noch lange kein Scheitern, es sei denn du stehst nicht mehr auf und probierst es nicht mehr. Also steh auf und probiere es noch einmal.

24. Visualisierung – Tu einfach so als ob es real wäre

Du hast „Lampenfieber"? Morgen ist dein Mitarbeitergespräch vor dem du Angst hast? Du traust dich nicht deinen Chef um eine Gehaltserhöhung zu bitten? Was auch immer es ist. Visualisiere einfach die Situation vor der du Angst hast und visualisiere die Situation so, dass es für dich mit einem vollen Erfolg klappt. Führe einfach das unliebsame Gespräch in Gedanken mit Deinem Chef durch. Das Unterbewusstsein kann nicht unterscheiden ob etwas in Gedanken oder real passiert. Zudem bekommst du so Sicherheit und vielleicht auch neue Lösungsansätze. Durch das mehrfache „durchspielen" ist das Gespräch nicht mehr mit Ängsten verbunden.

Diese Technik ist dir sicher aus der Kindheit bekannt, als du mit deinen Spielsachen wie z.B. Puppen gespielt und Situationen nachempfunden hast. Es bedarf also keiner besonderen Übung. Gehe an einen ruhigen Ort. Nimm dir Zeit. Atme ruhig ein und aus und konzentriere dich auf deinen Atem. Stelle dir nun die Situation vor, wie du z.B. mit deinem Chef sprichst oder vor versammelter Mannschaft eine Rede hältst. Stelle dir die Situation positiv für dich und möglichst lebendig vor. Spiele einfach Regisseur der Situation, wie damals in deiner Kindheit. Was sagst du? Was die anderen beteiligten Personen? Stellen dir auch vor, wie du die Situation perfekt meisterst.

Vielleicht klatscht das Publikum begeistert? Was fühlst du? Was hörst du? Was sagt der Chef zu dir? Je mehr Gefühl du in die Situation gibst, desto besser wird es sich in deinem Unterbewusstsein verankern. Du bekommst Sicherheit und wirst automatisch ruhiger und entspannter.

Das ist ein psychologischer Trick, der wirklich hilft, denn das Unterbewusstsein unterscheidet nicht ob eine Situation real ist oder nicht.

Mache diese Übung so oft du willst - gerne auch vor dem Schlafen gehen. Du wirst überrascht sein wie du von Übung zu Übung relaxter wirst.

25. Zeitmanagement und Planung der Aufgaben – die To-do-Liste

Mache am Tagesanfang eine Liste (To-do-Liste) der zu erledigenden Aufgaben. Setze dir Prioritäten und zerlege größere Aufgaben in Kleinere bzw. Teilziele. Wenn du etwas verschieben kannst, dann verschiebe es, wenn zu viel auf der Liste steht. Prüfe auch was du vielleicht delegieren kannst.

Diese Liste hat noch einen weiteren Vorteil: Du musst so nicht ständig daran denken was noch zu erledigen ist und hast gleichzeitig immer alles im Blick – das entlastet.

Zudem ist es auch ein befreiendes Gefühl, wenn man wieder einen Punkt von seiner To-do-Liste streichen konnte. Du siehst dann schwarz auf weiß, was du schon geschafft hast und mit was du direkt weitermachen kannst. So erledigen sich die Aufgaben sehr viel effektiver und am Abend hat man noch ein Glücksgefühl und kann sich selbst loben: „Ja, das habe ich alles heute geschafft.".

Die To-do-Liste ist in allen Bereichen sinnvoll. Sowohl im Job, als auch bei der Projekt- oder bei der Hausarbeit.

26. Erst die Tätigkeit fertigmachen, bevor du etwas Neues beginnst – komme in den Flow!

Eins nach dem anderen führt schneller zum Ziel. Es kostet nämlich sehr viel Zeit und Energie eine Aufgabe anzufangen, dann zu unterbrechen (weil man mal eben etwas Anderes zwischendrin macht oder abgelenkt wird) und dann wieder weiterzumachen. Du musst dich dann nämlich erst mal wieder reindenken und während du die andere Tätigkeit zwischendrin machst, musst du daran denken, dass du bei der vorangegangenen Aufgabe nichts vergisst. Zudem kannst Du aufgrund dieser Mehrfachanläufe auch das Gefühl bekommen, dass du nichts „geschafft" bekommst. Auch kann sich mit dieser ständigen Unterbrechung kein sogenannter Flow bei dir einstellen.

Ein Flow ist ein mentaler Zustand der völligen Vertiefung und des restlosen Aufgehens in eine Tätigkeit, die wie von selbst vor sich geht. Dieses Gefühl macht dich glücklich und die Arbeit geht wie von selbst. Man vergisst die Zeit.

Also komme in den Flow. Bleibe bei einer Tätigkeit und lasse dich nicht ablenken – nicht durch dich selbst und nicht durch andere.

27. Druck erzeugt Gegendruck

Ein klarer Fall: wenn du dir selbst zu viel Druck machst erzeugst du automatisch in dir selbst einen Gegendruck. Es kommt zu Blockaden, du kommst nicht vorwärts.

Natürlich ist ein „wenig" Druck und Selbstdisziplin nichts Schlimmes, aber wenn du dir zu viel Druck machst, dann solltest du nicht den „Kopf in den Sand stecken" und dich gar selbst „bestrafen" mit den Worten: „Ich schaff das nicht!" oder „Ich bin zu blöd." etc. Lasse bewusst los – ändere die Perspektive und mache dir klar, dass der eigene (Erfolgs-) Druck dich letztendlich nur hemmt und nicht weiterbringt.

Übrigens, das was für dich gilt, das gilt auch für den Umgang mit deinen Mitmenschen. Wenn du permanent Druck auf andere ausübst können diese dem nicht standhalten und reagieren mit – genau: Gegendruck oder im schlimmsten Fall mit „aufgeben" bzw. „Stillstand".

28. Mal wieder kurz vor knapp – plane Zeitpuffer ein!

Noch mal schnell die E-Mail schreiben und dann los zum Termin. Nur keine Zeit verschwenden … und dann passiert es: Stau, Zugverspätung, kein Parkplatz, unterwegs noch einen Kollegen getroffen usw. Das Ende vom Lied: Du kommst völlig abgehetzt und gestresst zu deinem Termin oder zu deiner Verabredung. Plane daher immer genügend Zeitpuffer ein. Wenn du mal ausnahmsweise zu früh bist, kannst du immer noch dein Handy checken, dich auf den Termin vorbereiten oder mal kurz zur Ruhe kommen. Wie heißt es doch so schön: „Planung ist die halbe Miete.".

29. Pausen sind effektiver als du vielleicht denkst!

Baue dir jeden Tag eine Pause zur Energie- und Stimmungssteigerung ein. Mache die Pause bewusst und genieße diese Pause auch.

Es bringt nichts, wenn du während du dein Pausenbrot isst auf den Bildschirm schaust und die nächste E-Mail liest. Nutze die Pause auch um zwischendurch zur Ruhe zu kommen und vielleicht eine kleine Achtsamkeitsübung zu machen.

Übrigens: Es ist auch sehr effektiv in Meetings eine kleine Pause zu machen. Die Konzentration lässt in der Regel sowieso nach ca. 50 Minuten nach – also warum nicht eine kurze Pause einlegen – durchatmen und mit neuer Energie wieder starten. Pausen steigern nicht nur die Kreativität, sondern sind somit auch enorm effektiv.

30. Mache einen Vertrag mit dir selbst – so planst du Pausen- und Entspannungszeiten

Ja, du hast richtig gelesen – mache doch einfach einen Vertrag mit dir selbst und dizipliniere dir deine Entspannungs- und Erholungszeiten genau ein und natürlich solltest du sie dann auch einhalten! Mache dazu einen Vertrag mit dir selbst. Lege fest, was du genau tun willst. Hänge ihn gut sichtbar an einen Ort, der oft in Deinem Sichtfeld ist und den deine Kollegen auch sehen können, damit sie einbezogen sind.

Ein solcher Plan könnte wie folgt aussehen:

- Nach jeder abgeschlossenen Aufgabe aus der To-do-Liste mache ich eine Minipause von 5 Minuten und gönne mir eine kleine Auszeit.
- Alle 90 Minuten mache ich eine kleine Pause (hier reichen auch 2 Minuten) und mache meine Lieblingsentspannungsübung

- Ich halte meine Mittagspause von 30 bzw. 60 Minuten konsequent ein. Die Mittagspause verbringe ich in der Natur oder an einem anderen Ort, der nicht gleichzeitig mein Arbeitsplatz ist.
- Ich gönne mir jeden Tag eine persönliche Auszeit von 20 Minuten. In dieser Zeit mache ich bewusst etwas für mich, z.B. meditieren, ein Buch lesen, einen Spaziergang alleine machen etc.
- Ich betätige mich jeden Tag für 30 Minuten körperlich z.B. ich laufe zu meiner Arbeit oder ich fahre mit dem Fahrrad.
- Mindestens 2 x die Woche betätige ich mich körperlich z.B. im Fitness-Studio oder im Yoga Unterricht
- 2 Abende pro Woche plane ich mir ein, um mir etwas zu gönnen, was mit gut tut z.B. für eine Erholung die mich entspannt, einen Kuschelabend mit meinem Partner/in oder um meine Erfolge zu feiern. Jeden Wochenanfang plane ich was ich an diesen Abenden tun werde.
- An 2 Tagen mit Monat plane ich mir einen ganzen Tag ein - nur für mich und was mich von ganzem Herzen erfüllt und Spaß macht.
- usw.

Was steht in deinem Vertrag? Unterschreibe ihn und teile den Inhalt deinem Umfeld (Familie, Kollegen etc.) mit. Somit erhöhst du den eigenen Druck diesen Vertrag auch konsequent einzuhalten und mehr für dich zu tun.

31. Verzichte wann immer möglich auf Smartphone & Co.

Wir sind inzwischen angewiesen auf die moderne Technik wie Handy, Tablet und Laptop, denn sie erleichtern uns das Leben. Allerdings sorgen sie oftmals auch für einen leichten Dauerstress.

Man ist permanent erreichbar und soll ständig auf neue Situationen und Ereignisse reagieren. Man lebt im Außen und ist nicht mehr bei sich selbst. Versuche einige Stunden ohne die Technik auszukommen. Lasse den Computer – und am besten auch das Handy – einfach ein paar Stunden ausgeschaltet. Danach kannst du wieder neu durchstarten. Du wirst sehen, das entspannt!

32. Achte auf deine Ernährung!

Zu einem gesunden Geist gehört auch ein gesunder Körper. Esse daher insgesamt ausgewogen und gesund, genügend Früchte, Korn und Gemüse. Möglichst wenig „Fast-Food" und Süßes.

Unglücklicherweise leidet meist unsere Ernährung zuerst, wenn wir Stress haben. Entweder wir essen zu viel, zu wenig, zu fettig oder zu schnell. Wir sind in einem Teufelskreis gefangen.

Schuld daran sind Stresshormone. Die veranlassen, z.B. dass die Verdauung vermindert wird, dass die Aufnahme von Nährstoffen ins Stocken gerät und gleichzeitig aber der Bedarf nach Anderem steigt. Aber auch der Blutzuckerspiegel und die Blutfettwerte steigen an, insbesondere auch durch die Lust auf fettiges und zuckerreiches Essen.

Reichlich Obst und Gemüse versorgen dich auch bei Stress mit Vitaminen, Spurenelementen und sekundären Pflanzenstoffen. Für einige Nährstoffe konnte bereits ihre entscheidende Wirkung auf Nerven und Psyche nachgewiesen werden. So sind B-Vitamine (B1, B2, B3, B6 und B12) wichtig für ein normales Nervensystem. Vitamin B1, B2, B3, B6, B12, Biotin und Vitamin C tragen zudem noch zu einer gesunden Psyche bei.

In ganz besonders stressigen Lebenssituationen sind bestimmte Lebensmittel sehr empfehlenswert – und damit ist nicht ausschließlich Schokolade gemeint, die ja bekanntlich veranlasst, dass Glückshormone ausgeschüttet werden. Für den Körper ist vor allem dann die Versorgung mit Kalium, Magnesium und B-Vitaminen wichtig. Deswegen solltest du beispielsweise zu folgenden Lebensmitteln greifen:

Vollkornprodukte
Hülsenfrüchte
Bananen
Brokkoli
Trockenobst
Milchprodukte
Nüsse
Eier

Übrigens: Kochen oder Backen ist eine perfekte Beschäftigung, um Stress zu reduzieren. Die Arbeiten in der Küche überfordern dich nicht unbedingt und gleichbleibende Tätigkeiten wie beispielsweise Gemüseschneiden haben zudem eine beruhigende Wirkung. Nach dem Kochen gibt es dann etwas Leckeres zu essen, auch das entspannt dich. Also lege los und machen dir hin und wieder einen schönen Koch-Abend mit der/dem Partner/in oder Freunden.

33. Schokolade für die Nerven

Wenn du es nicht regelmäßig machst, dann kann ein Stück Schokolade oder ein Kakao so manches größere Unheil abwenden. Dies gilt besonders für die dunkle Schokolade.

Dunkle Schokolade enthält Botenstoffe, die den Körper zur Ausschüttung von Serotonin anregen, dem sogenannten Glückshormon.

Außerdem enthält sie Epicatechin, das gefäßerweiternd wirkt und das Blut besser zirkulieren lässt. Dadurch fühlt man sich auch fitter und hat mehr Energie. Also im Notfall ist Schokolade erlaubt. Aber bitte nicht auf Dauer einsetzen.

34. Trinke viel Wasser bei Stress

Stress versetzt den Körper in einen Ausnahmezustand. Dies äußert sich z.B. durch einen erhöhten Blutdruck. Gleichzeitig sinkt aber auch die Konzentrationsfähigkeit und die Gehirnleistung nimmt ab. Diesem Effekt kann man - zumindest etwas - entgegenwirken, indem man viel Wasser trinkt. Denn Wasser ist gerade jetzt für das Gehirn enorm wichtig. Also: Trinken nicht vergessen!

35. Welche Freizeitaktivitäten machst du gerne

Nimm dir Zeit für Freizeitaktivitäten: z.B. Musik, Gartenarbeit, Reiten, Lesen etc. Mache dir dazu bewusst was du wirklich gerne machst. Die meisten Menschen wissen zwar was sie nicht gerne tun, aber nicht was sie wirklich gerne tun.

Ein Tipp: Meistens sind es die Dinge und Freizeitaktivitäten, die du schon als Kind gerne gemacht hast. Also setze dich hin und überlege dir mal, was dich als Kind fasziniert hat und woran du wirklich Spaß hattest. Im Notfall frage deine Eltern.

36. Sucht ist eine Flucht und keine Lösung gegen Stress

Vermeide Nikotin, übermäßigen Alkoholkonsum oder Medikamente. Auch auf dem Sofa sitzen bei übermäßigem Fernsehkonsum mit sinnloser Berieselung, Computerspiele oder ständig das Smartphone in Sichtweite ist nicht gut für dich.

All das ist nur eine „Flucht" vor der Realität und der eigene Stress wird dadurch nicht weniger – im Gegenteil der Stress wird mehr, da du ja weißt, dass das Suchtverhalten nicht gut für den Körper und den Geist ist. Wenn der Konsum an Suchtmitteln höher wird ist das also ein eindeutiges Zeichen dafür, dass dein Stress zunimmt und du dringend etwas dagegen tun solltest.

Also: Sucht ist keine Lösung. Bekämpfe lieber die Ursachen als davor zu fliehen.

37. Lerne Nein zu sagen!

Sagst du rechtzeitig "Nein" zu Aufgaben, die zu Stress führen würden. Es bringt weder dir noch deinem Chef etwas, wenn du aufgrund von Stress krank wirst oder die Arbeit nicht effektiv erledigen kannst.

Zudem: Wer zu oft ja zu Aufgaben sagt, die eigentlich zu viel sind bekommt in der Regel noch mehr. Nach dem Motto: die oder der sagt nicht „nein", also schafft sie/er noch mehr. Du befindest dich also in der klassischen Abwärtsspirale. Du solltest dir diesen Leitsatz merken und auch beherzigen: „Jedes Nein im außen, ist ein Ja zu dir selbst".

38. Teile dich mit!

Sprichst du mit einer/m Freund/in über Erfolge und Enttäuschungen? Eigentlich solltest du wissen: Geteiltes Leid ist halbes Leid. Frage auch nach Feedback um dich zu verbessern. Meistens ist man in seinem eigenen Tunnel gefangen und kommt selbst noch nicht einmal auf wirklich naheliegende Lösungen.

Nehme daher Vorschläge erst mal an, bevor du dir schon gleich wieder überlegst warum der Vorschlag nicht möglich bzw. umsetzbar ist. Denn das ist in der Regel meistens die sogenannte „Komfortzone", die sich da meldet und die hat erst mal Angst vor einer Veränderung.

Gehe dazu wie folgt vor: Gehe zusammen mit der Person deines Vertrauens an einen ruhigen Ort, an dem ihr absolut ungestört seid. Erzähle dieser Person max. 20 Minuten lang, was dich stört und in dir Stress auslöst. Beginne dann mit den Worten: „Ich fühle mich gestresst, weil ...". Erzähle nun alles was dir dazu einfällt. Die Person gegenüber hört nur zu und spricht gar nichts. Am Ende der Zeit reflektierst du gemeinsam mit der Person deines Vertrauens das Erzählte. Was ist dir aufgefallen? Was der anderen Person? Wahrscheinlich hast du öfters ein bestimmtes Thema erwähnt und bist immer wieder bei einem Thema gelandet.

Prima, genau das ist die Hauptursache für dein negatives Stressgefühl und allein dieses Herausfinden und das darüber reden ist der erste Schritt in die richtige Richtung und eine erste Erleichterung. Nun gehe die Hauptursache an und finde – am besten gemeinsam mit der anderen Person - eine Lösung.

39. Ehrlich währt am Längsten

Hast du auch manchmal Probleme damit offen und ehrlich zu sein? Stresst es dich, wenn du nach deiner Meinung gefragt wirst auch offen und ehrlich zu antworten - vielleicht, weil du Sorge hast abgelehnt zu werden oder die Person damit vor den „Kopf zu stoßen"?

Eine Studie der University of Chicago Booth School of Business hat ergeben, dass dem nicht so ist.

Die Studie hat ergeben, das Fokussieren auf Ehrlichkeit (aber nicht Freundlichkeit oder Kommunikations-Bewusstsein) angenehmer, mehr sozial verbindend und vergleichsweise weniger Schaden anrichtet, als du jetzt vielleicht glaubst.

Im Gegenteil, die Forscher stellten fest, dass Menschen in den meisten Fällen missverstehen, wie andere auf ihre Ehrlichkeit reagieren, weil sie falsche Vorstellungen davon haben, wie Personen generell auf Ehrlichkeit reagieren. Insgesamt kommt Ehrlichkeit weit besser an, als bisher gedacht.

Zudem wenn du ehrlich bist, dann brauchst du dir keine Geschichten zu überlegen oder einen anderen Schuldigen zu finden und insgesamt ist es eine weitaus höhere Wertschätzung einer Person gegenüber wenn du ein ehrliches Feedback gibst, denn nur so hat diese Person auch die Möglichkeit sich weiter zu entwickeln. Natürlich unabhängig davon, ob sie es macht oder nicht, aber das entscheidet die Person ja selbst. Du jedenfalls, hast dieser Person offen und ehrlich die Hand gereicht und wolltest ihr weiterhelfen.

40. Lasse deine Arbeit auf der Arbeit

Wer sich permanent Gedanken über seine Arbeit macht stresst sich ungemein. Insbesondere dann, wenn du die Gedanken an die Arbeit und die unerledigten Projekte mit nach Hause nimmst. Am besten du lässt die Arbeit nach Feierabend ruhen und arbeite bitte nur in absoluten Notfällen von zu Hause aus weiter. Die scheinbar dringenden Fälle (und E-Mails!) haben fast immer Zeit bis zum nächsten Tag – probiere es einfach mal aus!

Vielleicht gibt es erst mal Fragen, wie: „Warum hast du nicht wie immer gleich geantwortet?"

Aber genauso wie sich deine Kollegen und Partner schnell daran gewöhnt haben, dass sie gleich eine Antwort erhalten, genauso schnell gewöhnen sie sich daran, dass jetzt ein anderer Wind bläst. Sei doch einfach ehrlich und teile ihnen mit, dass Du im Feierabend nicht mehr arbeiten wirst. Sie werden – nein, sie müssen sich daran gewöhnen.

Schalte die Gedanken an die Arbeit ab. Am besten nutzt du deinen Heimweg für kurze Momente des Innehaltens, an denen du die Gedanken an die Arbeit bewusst loslässt. Nutz dazu bewusst ein Ritual z.B. Wenn ich Zuhause ankomme werde ich erst mal eine Tasse Tee trinken um „herunter zu kommen" oder indem du dir – immer, wenn Gedanken an die Arbeit hoch kommen - bewusst sagst: „Nein, ich habe jetzt Feierabend!"

41. Bitte um Hilfe und binde deine Familie mit ein

Gerade für Mütter, die neben dem Familienleben arbeiten gehen, kann der Alltag stressig sein. Häufig sind es nämlich genau diese Frauen, die es recht machen wollen und sich für alles verantwortlich fühlen. Aber halt! Auch der Rest der Familie sollte etwas zu einem gelungenen und glücklichen Miteinander beitragen.

Verteile die täglichen Aufgaben auf die einzelnen Familienmitglieder - auch auf die Kinder, wenn sie noch sehr jung sind können es auch mal Kleinigkeiten sein wie Hilfe beim Tisch abräumen. So hat jeder die Möglichkeit sich einzubringen.

Zudem, wird so auch das Miteinander und der Familienzusammenhalt gefördert und die Kleinen lernen schon früh, dass auch sie wertvoll sind und gebraucht werden.

Außerdem liebe Mütter, versucht gelassener zu werden. Statt euch wegen jeder Alltagsaufgabe zu stressen, genießt lieber die Zeit mit euren Liebsten. Da hast du und auch die ganze Familie am Meisten davon.

42. Der Jahresurlaub – das Highlight des Jahres?

Du fragst dich jetzt sicher was das soll, denn für Viele ist der Jahresurlaub das wichtigste Ereignis des Jahres. Natürlich verbunden mit dem Ziel ihn zu genießen und den Stress los zu werden.

Ist das aber wirklich so? Wirst du in einem Jahresurlaub all den Stress los, der sich über ein ganzes Jahr hinweg angesammelt hat? Viele neigen nämlich dazu den Urlaub zu überfrachten. Ich will das noch anschauen und wenn wir schon mal da sind, dann können wir da auch noch vorbeifahren und den Kumpel von damals können wir auch noch besuchen usw.

Zusätzlich kommen noch die Gedanken von der Arbeit in den ersten Tagen mit – haben wir wirklich alles erledigt? Weiß die Vertretung Bescheid? Es kann also je nach Stress-Level bis zu 3 Tage dauern bis du abschalten kannst und am Ende des Urlaubs kommen wieder die Gedanken an die Arbeit hoch. Du fragst dich dann, was du alles wieder aufarbeiten musst, wenn du erst mal zurück bist.

Ist das dann wirklich die Entspannung, die uns das ganze Jahr über helfen soll stressfreier zu sein? Aber was wirkt noch besser als ein langer Jahres Urlaub?

Laut Wissenschaft solltest du immer langfristig regenerieren und entspannen.

Das heißt: Du brauchst jeden Tag ein „bisschen Urlaub". Kleine Urlaube zwischendrin wie z.B. eine kurze Städtereise oder ein Wochenende in einem kleinen Hotel um die Ecke.

Aber auch die kleinen Kurzurlaube und Flucht aus dem Alltag können dabei eine große Wirkung haben: Ein kurzer Spaziergang, laut Musik hören, ein Buch lesen, ein Glas Wein genießen, ein ausgiebiges Bad nehmen. Wichtig dabei sei lediglich, dass man sich bewusst Zeit für etwas nimmt, das einem wirklich guttut. Das Warten auf den Jahresurlaub ist vielleicht Vorfreude, aber ein Jahresurlaub reicht definitiv nicht für eine stressfreie Zeit bis zum nächsten Jahresurlaub!

43. Erkenne die Überforderung bevor es zu spät ist

Wenn du überfordert bist, ist der Stress nicht weit. Es gibt eindeutige Zeichen für eine Überforderung.

Dies sind:

- Du bist nicht mehr so genussfähig.
- Du leidest unter Interessensverlust.
- Du benötigst mehr Zeit für Routineaufgaben.
- Du leidest unter körperlichem Unbehagen.
- Du bist oft müde. Du schläfst schlecht und leidest unter Schlafstörungen.
- Du bist oft durch dein eigenes Kopf Kino abgelenkt und nicht bei der Sache.
- Du bist lustlos.
- Du hast Schwierigkeiten dich zu entscheiden und schiebst – auch einfache Entscheidungen – oft vor dir her.
- Du bist oft angespannt und ruhelos.
- Du bist vergesslich.

- Du hast ein negatives Essverhalten z.B. durch zu viel Süßes und Fettiges oder zu wenig/unregelmäßige Essensaufnahme.
- Du machst häufig „dummen/unnötige" Fehler.
- Du hast häufig Stimmungsschwankungen.
- Du lenkst dich häufig ab und flüchtest vor dir selbst z.B. durch übermäßigen Alkohol, Fernsehkonsum, Computerspiele etc.

Sobald du diese Anzeichen wahrnimmst handle bitte, denn du bist auf dem Weg in eine Stresskrankheit.

44. Vermeide Orte, die dich stressen

Es zwingt dich niemand an einen Ort zu gehen, der dich stresst – auch nicht der sogenannte Gruppenzwang. Nicht jeder mag Techno-Partys oder Massenveranstaltungen. Werde dir bewusst, welche Orte dich stressen. Typische Stressquellen im Privat- und Geschäftsleben sind: laute Musik, Lärm, Massenveranstaltungen, Orte die unordentlich sind, dunkle Orte ohne genügend Sonnenlicht und ausreichend guter Luft usw.

Welche Orte stressen dich und welche willst du zukünftig vermeiden bzw. was könntest du ändern? Du magst dein Büro nicht? Es ist zu laut, du hast zu wenig Platz oder zu wenig Licht? Rede mit Deinem Vorgesetzten. In fast allen größeren Firmen gibt es dazu Richtlinien. Suche eine Lösung was du ändern könntest.

45. Chaos und Unordnung stressen dich

Sortiere alte Papiere, wirf weg, was du nicht mehr brauchst und vor allen Dingen: Schaffe freie Flächen. Entrümpele deinen Keller, verkaufe Kleider, die du nicht mehr tragen willst.

Denn unglaublich aber wahr: Unordnung ist einer der häufigsten Stressfaktoren und wir nehmen das Chaos noch nicht einmal immer bewusst wahr.

Der ganze Krempel vermittelt uns viel mehr unterbewusst das Gefühl, dass uns die Dinge über den Kopf wachsen. Dabei ist genau dieser Stressfaktor sehr einfach zu beseitigen. Nehmt euch am Wochenende Zeit und bringt Ordnung in das Chaos. Zudem befreit es ungemein und spült bei einem Verkauf der alten Sachen noch etwas Geld in die Kassen.

46. Bewege dich regelmäßig

Bewegung ist sehr effizient beim Stressabbau. Dabei muss es nicht unbedingt ein kilometerlanger Lauf sein. Zum Stressabbau ist es optimal, sich an die Regel „Laufen ohne zu Schnaufen" zuhalten – also ohne außer Atem zu kommen. Je nach Trainingszustand entspricht das natürlich einer anderen Intensität. Ein zügiger Spaziergang, 15-30 Minuten pro Tag, sorgt für räumliche Veränderung und eine gute Sauerstoffversorgung, bringt den Stoffwechsel in Schwung und baut Stresshormone ab.

Übrigens: Die Bewegung der Beine fördert insbesondere auch die Gehirnleistung.

47. Gehe raus in die Natur

Frische Luft und Bewegung – insbesondere im Wald - eignen sich sehr gut zum Stressabbau. Die Natur hat zudem eine heilende Wirkung. Die Natur ist eine „Entschleunigung" für unseren Körper.

Aber warum ist das so?

Wissenschaftler haben herausgefunden, dass Waldluft 90 Prozent weniger Staubteilchen enthält als Stadtluft. Und dass sie Stoffe enthält, die sich positiv auf unsere Gesundheit auswirken.

Auch der österreichische Biologe und Buchautor Clemens Arvay ist überzeugt: "Der Wald hilft gegen Depressionen, gegen psychische Stressbelastungen und Burnout. Eine groß angelegte Studie des Umweltpsychologen Marc Berman 2015 an der Universität Chicago bewies: Je weniger Bäume in einer Wohngegend stehen, desto höher das Risiko für typische Zivilisationskrankheiten wie Herz-Kreislauf-Schwäche, Bluthochdruck oder Diabetes.

Britische Forscher wiesen zudem nach, dass Bewegung im Wald maßgeblich die Stimmung hebt und Stress abbaut.

Insbesondere den Bäumen wird Heilkraft nachgesagt. Durch das spazieren gehen im Wald und zwischen Bäumen werden deine Sinneseindrücke aktiviert und somit der „Parasympatikus" stimuliert. Das ist ein wichtiger Teil unseres Nervensystems, der für Erholung und Regeneration bis auf Zellebene verantwortlich ist. Wir brauchen also die Natur und den Wald als Ausgleich. Also öfters mal raus in den Wald!

Übrigens: „Schlechtes Wetter" gibt es dabei nicht, es gibt nur schlechte Kleidung. Also Schluss mit der Ausrede.

48. Wenn schon Hilfsmittel, dann möglichst aus der Natur

Die Natur hält auch so einiges für dich bereit gegen den Stress. Hier einige Hilfsmittel aus der Natur, die helfen sollen:

- Lavendel - z.B. getrocknet in ein Stoffsäckchen gepackt in der Nähe des Kopfkissens oder als Lavendelbad (gibt es auch fertig in der Apotheke).
- Bachblüten – hier gibt es eine sogenannte Bachblüten-Notfallmischung. Sie kann helfen bei einer seelischen Negativhaltung z.B., wenn du durch einen Schreck oder schockierende Erlebnisse aus dem Gleichgewicht gekommen bist, wenn du unter inneren Spannungen leidest oder weil du allgemein aufgeregt bist. Sie kann aber auch helfen sich positiv weiterzuentwickeln z.B. zur Neuorientierung oder um wieder „zu sich" zu kommen. Laut Beschreibung zielt die Notfallmischung darauf ab, sich emotional zu stabilisieren und zur seelisch-geistigen Entspannung. Achtung: Die Notfallmischung ersetzt keine medizinische Notfallbehandlung! Die empfohlene Einnahme und Dosierung sind 4 Tropfen direkt aus der Konzentrat Flasche oder 4 Tropfen auf ein Glas Wasser, das in kleinen Schlucken getrunken wird. Die Bachblüten-Notfallmischung erhältst du in der Apotheke.
- Die Kneippkur ist ein Naturheilverfahren nach Sebastian Kneipp. Es besteht aus insgesamt fünf Teilen: Wassertherapie, Bewegungstherapie, Kräuteranwendung, Ernährungstherapie und Ordnungstherapie. Sie soll unter anderem gut für den Kreislauf und gegen Stress sein. Professionelle Kneipp-Kuren nehmen normalerweise drei bis vier Wochen in Anspruch und werden in anerkannten Kneipp-Kurorten durchgeführt.

- Baldrian ist eine Heilpflanze mit beruhigender Wirkung. Baldrian kann bei Stress, Einschlafstörungen oder Prüfungsangst angewendet werden. Man sagt, dass Baldrian vor allem in psychisch anstrengenden Lebensphasen für mehr Entspannung sorgt. Baldrian ist Inhaltsstoff von vielen rezeptfreien Medikamenten in deiner Apotheke. Lass dich dazu einfach beraten.
- Ätherische Öle – hier gibt es verschiedene Mischungen. Frage einfach in deiner Drogerie oder Apotheke deines Vertrauens nach.

49. Powernapping - ein Nickerchen zwischendurch hilft dir weiter

Studien haben erwiesen, dass eine halbe Stunde Schlaf um die Mittagszeit (ideal zwischen 13 und 14 Uhr) hervorragend ist den Stress zu vermeiden. Die US-amerikanische Luft- und Raumfahrtbehörde NASA hat sogar in einer Untersuchung belegt, dass nach einem Nickerchen die Aufmerksamkeit um 100 Prozent gesteigert werden kann. Es wurde aber noch mehr festgestellt.

Hier einige weitere Vorteile von Powernapping:

- Positive Auswirkungen auf das Kurzzeitgedächtnis.
- Steigerung der Leistungsfähigkeit.
- Vorbeugen von Herzkrankheiten (angebliche Senkung des Herzinfarktrisikos um 37 Prozent).
- Gute Laune, da wenig Schlaf schnell mal gereizt macht.
- Erhöhung der Konzentrationsfähigkeit.
- Vorbeugen von Erschöpfungszuständen.
- Reduzierung von Stress.
- Hilfe zur Gewichtsreduzierung, da müde Menschen einen größeren Appetit auf fette und süße Lebensmittel haben.

Die ideale Dauer für ein Powernapping liegt zwischen 20 und 30 Minuten – es sollte aber nicht länger als eine Stunde dauern.

Also: ein kurzer Mittagsschlaf wirkt Wunder, gibt Energie und macht fit.

50. Zeige Gefühle – sowohl die Positiven als auch die Negativen

Wir halten Gefühle oft fest, indem wir gegen sie ankämpfen. Die Gefühle zu unterdrücken oder mit aller Macht versuchen sie zu verändern bringt nichts.

Aber was sind denn nun Gefühle eigentlich? Gefühle sind nichts Anderes als Signale, die wir uns selbst geben. Gefühle kommen nicht von außen, sondern wir machen unsere Gefühle selbst.

Ein Beispiel dazu: Du schenkst einer Frau eine Blume. Die eine Frau hat das Gefühl der Freude, eine andere hat das Gefühl der Empörung (was fällt dem denn ein, ich bin doch verheiratet oder will der mich etwa anbaggern?). Deine Geste und auch die Blume sind das Gleiche. Wer ist also für das Gefühl verantwortlich? Genau, jeder für sich selbst!

Gefühle zu unterdrücken bedeutet, das Leben nicht in seiner vollen Intensität zu genießen. Dies hat direkte Auswirkungen auf alle Bereiche des Lebens. So wurde festgestellt, dass durch das Unterdrücken von Gefühlen das Immunsystem schwächer wird und Infekte können nicht mehr so zuverlässig bekämpft werden.

Aber auch andere Arten der bekannten körperlichen Stressreaktionen wie: erhöhter Bluthochdruck, Diabetes, Herzerkrankungen, Nierenschäden und Magenprobleme können auf unterdrückte Gefühle zurückgeführt werden.

Übrigens: Gefühle zu unterdrücken ist anstrengend und kostet auch enorm viel Energie. Diese Energie bräuchtest du aber, um z.B. neue Dinge anzugehen.

Auch wenn es manchmal schwerfällt: lasse - auch unangenehme Gefühle – zu.

Denke daran was es für eine Befreiung ist mal wieder „richtig Dampf abzulassen", „lauthals zu lachen" oder „herzzerreißend zu weinen".

Vergesse nicht: Es ist in Ordnung zu weinen – lass es raus!

Wer seine unangenehmen unterdrückten Gefühle zeigt ist zudem authentisch, steht zu sich selbst und wird bemerken, dass auch die schönen Gefühle wie Freude, Liebe und das Genießen von Partnerschaft wieder mehr Raum bekommen.

51. Was sind deine vorherrschenden Gefühle und Emotionen?

Alle deine Emotionen und Gefühle stammen aus allem, was sich in dir befindet, was in dir angelegt ist. Das heißt, wenn du noch nie Liebe erfahren hast, dann kannst du auch keine Liebe empfinden. Deine Gefühle und Emotionen stammen aus deiner Sicht auf die Welt und deinem Erleben und interpretieren der Umwelt. Beeinflusst, gefiltert und geprägt durch eben diese – deine - Innenwelt.

Deine Innenwelt setzt sich zusammen aus allen unbewussten und bewussten Programmen oder besser gesagt aus allen Gewohnheiten, Informationen, Regeln, Werten, Erfahrungen und Interpretationen deiner Erfahrungen.

Die Innenwelt ist für über 90 % all der Ergebnisse im Außen verantwortlich. Es ist daher wichtig, dass du dir deiner vorherrschenden Gefühle und Emotionen bewusstmachst.

Hierzu gibt es eine Übung: Notiere dir die Gefühle und Emotionen, die du mind. 1 x pro Woche fühlst. Sortiere diese Gefühle in:

dienliche Gefühle
Kraftgebende Gefühle: Liebe, Dank, Spaß, Freude, Harmonie, Stolz, Selbstliebe, Zufriedenheit etc.

nicht dienliche Gefühle
Kraftnehmende Gefühle: Versagensängste, Ungeduld, innere Unruhe, Rastlosigkeit, Unkonzentriertheit, Zweifel etc.

Sobald du beide Spalten ausgefüllt hast, kreise die drei Gefühle an die du am häufigsten empfindest.

Was also sind deine vorherrschenden Gefühle? Sind sie eher kraftgebend oder kraftnehmend?

52. Habe Ziele und formuliere sie so, dass dein Unterbewusstsein sie auch versteht

Werde dir bewusst über deine Ziele, die du im Leben hast. Stecke dir dabei aber keine zu hohen Ziele. Unterteile große Ziele in Teilziele und sorge für Erfolgserlebnisse und eigene Belohnungen.

Schreibe dir deine Ziele auf und formuliere deine Ziele nach den Regeln, die dein Unterbewusstsein am besten versteht.

Hier eine Anleitung dafür:

1. Ziele sind in der ersten Person formuliert.
2. Beginne den Satz in der Regel immer mit „Ich bin ...". „Ich bin" ist die stärkste Formulierung für das Unterbewusstsein. Vervollständige den Satz dann z.B. mit: „erfolgreich/wertschätzend/motiviert etc.".
3. Das Ziel ist positiv formuliert.
4. Schreibe auf was du zu erreichen wünschst. Verwende dabei stets positive Formulierungen und vermeide Wörter wie „nicht", „kein", „weniger" etc. in der Zielformulierung, denn das Unterbewusstsein versteht Verneinungen nicht.
5. Formuliere das Ziel möglichst präzise und bringe es so kurz und knapp wie möglich auf den Punkt.
6. Formuliere dein Ziel in der Gegenwart und beschreibe das was ab sofort für dich wahr sein wird.
7. Die Ziele müssen sich in Harmonie zueinander befinden, d.h. sie sind aufeinander abgestimmt und so formuliert, dass sie sich gegenseitig unterstützen und auch bestärken. Also nicht, z.B. ich bin eine erfolgreiche Unternehmerin und ich bin in absoluter Sicherheit und kümmere mich permanent Zuhause um meine Familie.
8. Das Ziel ist für dich herausfordernd.
9. Denn erst wenn ein Ziel dich auch herausfordert, dich inspiriert und dein Verlangen anfacht hast du die nötige Motivation und genügend Durchhaltevermögen um dieses Ziel auch zu erreichen.
10. Du brauchst sowohl kurzfristige als auch langfristige Ziele.
11. Wenn du nur ein langfristiges Ziel hast, dann mache Teilziele und feiere auch die Erreichung der Teilziele und der Ziele. Denken auch an deine Belohnung.

12. Stelle sicher, dass dein Ziel messbar ist.
13. Formuliere auch wie die Messbarkeit erfolgt. Die Messbarkeit sollte durch dich, aber möglichst auch von einem Außenstehenden erfolgen können.
14. Lege für alle messbaren Ziele den Zeitpunkt fest.
15. Bis wann willst du das Ziel erreicht haben? Mit einem genauen Zeitpunkt liegt ein Ziel in einer von dir bestimmten Zukunft – notiere auch das: z.B. bis … (Datum eintragen) … habe ich …(Betrag)… Umsatz erreicht.
16. Du bist in der Lage, die Kontrolle zu übernehmen.
17. Alle Aktivitäten oder Unternehmungen, die dich deinem Ziel näherbringen, werden durch dich ausgelöst. Der Erfolg ist nur von dir abhängig. So hast du bei einem Nichterreichen keine Ausrede und der Fokus liegt auf dir.

Wenn Du dies alles notiert hast fange an zu visualisieren. Stelle dir vor, wie du dein Ziel bereits erreicht hast, z.B. in Form eines Films mit dir als Hauptdarsteller/in. Schaue dir deinen Film an – nehme ihn wahr und fühle in die Situation hinein. Freue dich, dass du dein Ziel in Gedanken bereits erreicht hast. Wie fühlt es sich an? Mache dies öfters.

Das Unterbewusstsein kann nämlich nicht unterscheiden ob es sich um eine reale Szene handelt oder um eine Vision. Mache das solange bis es deine Wahrheit ist und du von der Erreichung „felsenfest" überzeugt bist. Lasse dich davon auch nicht von anderen abbringen. Jetzt kommst du ins tun!

Achtung: Natürlich reicht es nicht sich vorzustellen, dass man reich wird … man muss schon etwas dafür tun, aber mit dem richtigen Mind-Set und der richtigen Willens- und Überzeugungskraft macht man unterwegs nicht schlapp und kann den Fokus besser halten.

53. Bereite dich vor – mache dir eine Strategie

Nach dem Motto: „Bohre den Brunnen ehe du Durst hast."
Mache dir also am besten gleich, Gedanken darüber, was du
benötigst und wie du vorgehen willst. Je besser die
Vorbereitung, desto legendärer das Ergebnis. Wenn du weißt,
dass du in einiger Zeit etwas benötigst, so organisiere es noch
heute. Denn ansonsten bekommst du nur unnötigen Druck
und Stress. Und wahrscheinlich hält es dich am Ende nur
unnötig auf.

54. Trenne die wesentlichen Dinge von den unwesentlichen

Es gibt ein Zitat, das lautet: „Die Weisheit des Lebens besteht
im Ausschalten der unwesentlichen Dinge". Dieser Satz ist der
Schlüssel zu mehr Produktivität und damit auch zu einem
stressfreieren Leben. Fange an, die unwichtigen Dinge
hintenanzustellen und dich auf die wichtigen Dinge zu
fokussieren. Du wirst schnell merken, wie du am Ende des
Tages immer mehr das Gefühl hast, mehr geschafft zu haben.
Und auch im Leben solltest du niemals unglücklich sein, weil
irgendetwas Unwichtiges schlecht gelaufen ist.

Denn am Ende des Tages (bzw. am Ende des Lebens) sind
eigentlich nur eine handvoll Dinge wirklich wichtig. Was das ist
muss jeder für sich selbst entscheiden und ist individuell
unterschiedlich. Was aber bei jedem dabei sein sollte ist die
Liebe.

55. Fange endlich an und warte nicht bis ein Wunder geschieht

Bevor du dir Gedanken machst über was wäre, wenn und dich womöglich auf Hindernisse konzentrierst, fange einfach mal an. „Jede Reise – selbst eine von Tausend Meilen beginnt mit dem ersten Schritt". Meistens ist es so, dass du auf deinem Weg die größten Erkenntnisse hast und deine Fragen werden sich in den meisten Fällen von alleine beantworten.

Wenn du dich entschieden hast und ins Tun kommst, wirkst du zudem wie ein Magnet und Personen die dir vielleicht weiterhelfen können werden von dir wie „magisch" angezogen. Probiere es aus, mache den ersten Schritt und wer weiß … vielleicht gibt es ja gar keine Hindernisse? Aber das wirst du erst erfahren, wenn du endlich anfängst.

56. Belohne dich für die erreichten Ziele – die Schokoliste

Du hast dir bereits Ziele und Teilziele gesetzt? Dann kommt jetzt der nächste – fast genauso wichtige Schritt, denn um dran zu bleiben und immer motiviert zu sein solltest du dich auch belohnen.

Mache dir dazu eine Liste. Schreibe dir auf was du dir nach jedem Ziel, auch den Teilzielen Gutes tun willst. Je herausfordernder das Ziel, desto größer sollte auch die Belohnung (Schokolade) sein.

Auch hier gilt, so präzise wie möglich. Die Belohnung kann also nicht heißen:

Irgendwann kaufe ich mir dann mal ein Schmuckstück, sondern ich kaufe mir spätestens 1 Woche nach der Zielerreichung das Schmuckstück im Wert von 250 € bei Lechlers Goldschmiede in Freiburg, das ich mir schon immer kaufen wollte.

Natürlich ist eine Belohnung für jeden etwas sehr Individuelles. Es sollte aber in jedem Fall die Wertigkeit stimmen. Bei einem großen Ziel sollte schon mindestens ein „kleiner Urlaub" oder eben etwas was du dir schon länger gewünscht hast dabei „rausspringen".
Belohne dich nicht jedes Mal gleich. Wechsel ab. Überlege dir: „Welche Art der Belohnung spornt dich so richtig an?" Nach dem Motto: „Große Leistungen erfordern auch große Belohnung" kannst du deinem Ziel so noch mehr „Kraft" geben. Das bedeutet für dich noch mehr „Power" und „Energie", damit du motiviert genug bist dein Ziel auch zu erreichen. Denke immer daran: Du solltest die Belohnung dann auch gleich umsetzen und nicht verschieben oder dir nicht „gönnen" wollen. Denn wer sich die Belohnung nicht gönnt, der gönnt sich die Erreichung seines Ziels bzw. den Erfolg auch nicht.

57. Halte den Fokus und verliere dein Ziel nicht aus den Augen

Bleibe fokussiert, konzentriere dich auf deine Ziele. Nehme dir immer wieder deine Ziele zur Hand. Überprüfe wie weit du schon gekommen bist, ob du noch auf dem richtigen Weg bist, Wer dir weiterhelfen kann usw. Wenn du das nicht tust und dich ständig ablenken lässt, dann wirst Du deine Ziele nie erreichen. Wer seine Ziele nicht erreicht wir automatisch unglücklich und mit sich unzufrieden. Er fühlt sich irgendwann als „Versager" und wird sich vielleicht vor lauter Angst zu versagen nie mehr Ziele setzen.

Übrigens: Wenn Du mal überhaupt nicht fokussiert bist, dann kannst Du auch einfach auf einem Gegenstand oder einem visualisierten Strich balancieren, das ist auch gut in Angstsituationen.

58. Erzähle dir keine Geschichten! Das sind in Wahrheit nur deine Ausreden

Die Chinesische Weisheit: „Verbringe nicht die Zeit mit der Suche nach Hindernissen, vielleicht sind keine da.", hat viel mit deinem persönlichen Fokus zu tun. Wenn Du ständig darauf achtest, was schiefgehen könnte, wo die Gefahren sind, wo der Haken ist, dann steigt die Wahrscheinlichkeit, dass du irgendwann Probleme siehst wo vielleicht gar keine sind. Du fängst automatisch an dir selbst eine Geschichte zu erzählen. Und Geschichten, die wir uns erzählen z.B. warum etwas nicht geht, sind pure Glücksfresser und letztendlich eine unüberwindbare Mauer.

59. Treffe wichtige Entscheidungen in Ruhe

Vermeide das Treffen von Entscheidungen unter Stress! Stress blockiert das Denken. Die wissenschaftliche Erklärung dafür lautet: Wenn du Gefahr witterst, dann schüttet dein Gehirn Noradrenalin aus. Dieser Botenstoff sorgt zwar dafür, dass du schnell reagierst, schaltet aber auch Teile der Großhirnrinde ab. Du kannst dann Situationen nicht mehr objektiv einschätzen und dementsprechend auch keine rationalen Entscheidungen treffen.

Daher gilt: Bei kleineren Entscheidungen einfach eine kurze Atemübung. Bei größeren und weitreichenderen Entscheidungen ausreichend zur Ruhe kommen und raus aus der Situation und der Umgebung.

60. Bei wichtigen Entscheidungen immer den Verstand, das Herz und das Bauchgefühl berücksichtigen

Du solltest immer deinen Verstand, dein Herz und dein Bauchgefühl bei großen Entscheidungen befragen. Wenn du zu viel grübelst und du dir immer wieder die Frage: „Was wäre, wenn …?" stellst, dann fertige dir eine Pro-und-Kontra-Liste an.

Dabei gehe wie folgt vor:

1. Schreibe die Entscheidung um die es geht auf ein Blatt Papier.
2. Mache 2 Spalten unter die Überschrift und formuliere in die eine Spalte die Argumente für das Thema und in die andere Spalte die Gegenargumente.
3. Gewichte deine Aufzählung und verteile insgesamt 10 Punkte. Dabei ist es egal wieviel Punkte du für ein Argument verteilst. Du kannst entweder alle 10 Punkte für ein Argument verteilen oder einmal 6 und 2 x 2 Punkte. Wichtig ist nur, dass du dich entscheidest und auch nur 10 Punkte verteilst. Dabei ist es auch egal ob es ein Pro- oder Kontra-Argument ist. Welches Argument ist das wichtigste für dich?
4. Mache einen Strich unter die beiden Spalten und berechne das Ergebnis. In welcher Spalte hast du das höchste Ergebnis?

Eine weitere Methode um den Bauch und das Herz noch mehr in die Entscheidung einzubeziehen ist diese: Schreibe dir die einzelnen Argumente jeweils auf eine Karte. Nehme nun jede einzelne Karte in die Hand. Mit welcher Karte hast du das beste Gefühl?

Meistens hilft es auch nochmal eine Nacht darüber zu schlafen. Lese vor dem Schlafen gehen nochmal deine Pro- und-Kontra-Liste durch und gehen deinen Entscheidungsprozess nochmal durch. Dein Gehirn sortiert deine Gedanken nochmal über Nacht und so siehst du vieles am nächsten Tag viel klarer. Zudem schläft das Unterbewusstsein nicht. Es wird über Nacht daran arbeiten und dir „vielleicht" die beste Entscheidung für dich treffen.

61. Versetze dich in dein Zukunfts-Ich

Manchmal gibt es weitreichende Entscheidungen, die dein Leben maßgeblich verändern, wie z.B. die Fragestellung ob du deine/n Partner/in oder gar die Familie oder das Land verlassen, deinen Job kündigen oder einen Neustart wagen sollst.

Hier hilft es, wenn du dich in dein zukünftiges Ich versetzt. Also in dein Ich in 1 bis 2 oder 5 Jahre später und von dort in deine Gegenwart und in die Vergangenheit zurückblickst. Stelle dir vor wie dein Leben aussieht, wenn du die Entscheidung nicht triffst und in deinem „alten Leben" geblieben bist. Frage dich: „Wie fühle ich mich jetzt? Was konnte ich mir dadurch ersparen (an Ärger, Zeit, Geld, Energie etc.), bin ich glücklich damit, dass ich geblieben bin? War das die richtige Entscheidung?"

Nun mache die gleiche Übung noch einmal, diesmal aber mit dem Zukunfts-Ich, welches die Entscheidung sich zu verändern getroffen und umgesetzt hat. Frage dich nun die folgenden Fragen: „Hat mich die Entscheidung glücklich gemacht? Was habe ich erreicht? Was hat es mich gekostet (an Zeit, Geld, Ärger, Energie etc.)? Worauf musste ich verzichten? Was habe ich gewonnen (an Lebensqualität, Zufriedenheit etc.)?

Was fühlt sich für dich besser an? Welches Zukunfts-Ich ist glücklicher?

62. Du kannst dich nicht nicht entscheiden

Denke immer daran: Du musst dich entscheiden, denn keine Entscheidung zu treffen ist auch eine Entscheidung. Es ist dann nur meistens so, dass eine dritte Person über dich entschieden hat. Oder du im Leben einfach stehen oder eben sitzen bleibst. Die Frage ist: „Willst du das?" Nehme dein Leben daher lieber selbst in die Hand – Du hast ja nur eins!

63. Es gibt keine Fehlentscheidungen

Es gibt einige Menschen, die sogar sagen, dass es keine Fehlentscheidungen gibt. Schließlich hattest du ja gute Gründe am Tag der Entscheidung genau diese Entscheidung zu treffen. Du hast zu dem Zeitpunkt alle Informationen, die da vor lagen ausgewertet und nach bestem Wissen und Gewissen entschieden. Selbst wenn die Entscheidung im Nachhinein vielleicht – selbst für dich - nicht nachvollziehbar ist. Du brauchst also auch nichts zu bereuen und keine Angst vor einer Fehlentscheidung zu haben.

64. Alles was dich zum Ziel führt ist ein Erfolg - das Erfolgstagebuch

Programmieren dich auf Erfolg! Auch die „kleinen" Erfolge, wie z.B. das Führen eines tollen Telefonats, eine tolle Information, die du entdeckt hast, einen neuen Kontakt für dein Netzwerk usw., eben alles, das dich weiterbringt ist wichtig. Es sind vielleicht nur „kleine" Erfolge, aber viele kleine führen auch zum großen Erfolg bzw. zu deinem Ziel.

Die meisten Menschen fokussieren sich auf das, was nicht geklappt hat oder das was sie nicht geschafft haben. Höre auf damit, das „zieht" dich nur runter. Wichtiger ist, dass du dich auf deine Erfolge fokussierst. Deine Erfolge solltest du auch wertschätzen und vor Augen führen. So fällst du zum einen nicht so schnell in ein Tief und das große Ziel scheint nicht so weit entfernt.

Führe daher jeden Tag ein Erfolgstagebuch. Am besten am Abend vor dem Schlafen gehen, damit der Erfolg noch lange im Schlaf nachwirkt. Am nächsten Morgen lese dir das notierte einfach nochmal durch. So bist Du gleich wieder auf „Erfolg" programmiert und kannst in den neuen Tag durchstarten.

65. Wann bist Du erfolgreich?

Nicht erfolgreich zu sein, stresst enorm. Daher definiere für dich was für dich Erfolg bedeutet, denn nur so kannst du wissen ob du erfolgreich bist. Sehr oft hört man nämlich auf das, was im Außen als erfolgreich bezeichnet wird, aber auch das ist ja letztendlich individuell definiert. So können Eltern – die es ja nur gut mit ihren Kindern meinen, Erfolg so definieren: „Wenn du Führungskraft bist, dann bist du erfolgreich." Der Partner/in sagt: „Wenn du 10.000,- € im Monat nachhause bringst, dann bist du erfolgreich." Die Freunde sagen: „Wenn du einen Porsche hast, dann bist du erfolgreich."

Also wann bist du denn nun erfolgreich? Die Lösung lautet: „Erfolg bedeutet die Verfolgung deiner persönlich gesetzten Ziele". Ein Beispiel dazu: Bill Gates ist enorm reich, Mutter Theresa starb ohne einen Pfennig Geld – wer war denn nun erfolgreich?

Der mit viel Geld, der seinen Erfolg durch Reichtum definiert oder diejenige mit wenig Geld, die einen Nobelpreis für Ihr Wirken und den Beitrag in der Welt erhalten hat?

Fakt ist: Jeder Mensch definiert Erfolg anders, also werde dir darüber im Klaren was deine Definition von Erfolg ist.

66. Verändere dich permanent – bleibe nie stehen!

Charles Darwin, ein Englischer Naturforscher sagte einmal: „Nichts in der Geschichte des Lebens ist beständiger als der Wandel". Ludwig Börne, ein Deutscher Schriftsteller sagt dazu: „In einem wankenden Schiff fällt um, wer still steht und sich nicht bewegt".

Diese Aussagen bringt Richard Wagner, ein Deutscher Komponist auf den Punkt, er sagt: „Wandel und Wechsel liebt, wer lebt."

Die Natur und alle Lebewesen leben von Veränderung und Wachstum. Genauso ist es auch bei dir. Nur wer bereit ist sich permanent zu verändern wächst und „erlebt" sein Leben. Ich habe gelernt, dass ich mich kontinuierlich weiterentwickeln und meine alten Denkmuster überprüfen und anpassen muss, um ein erfülltes Leben zu führen.

Meine Einstellung bestätigt übrigens auch Konfuzius. Er sagt: „Wer ständig glücklich sein möchte, muss sich oft verändern". Wie sieht es bei dir aus? Bist du bereits im Alltagstrott stecken geblieben oder veränderst du dich permanent? Lernst du permanent dazu? Bildest du dich weiter?

67. Bleibe fit im Kopf, mache Weiterbildung und erlerne neue Fertigkeiten

Lerne etwas Neues, das kann sehr bereichernd sein und bietet neue Perspektiven. Beobachte die Natur und du wirst merken: „Alles was nicht wächst, stirbt eines Tages ab." Jede Pflanze wächst solange bis sie nicht mehr kann oder ihr die Nährstoffe ausgehen der Sonne bzw. der Energie entgegen. Die beste Investition ist immer die in sich selbst, da sie nachhaltig ist und dich weiterbringt.

Übrigens: Francis Bacon, englischer Staatsmann und Philosoph sagt dazu: „Nichts macht den Menschen argwöhnischer, als wenig zu wissen." Darum bilde dich weiter. Also was musst du noch lernen um deine Ziele zu erreichen? Was willst du als nächstes lernen?

68. Zahlst du für Geld jeden Preis?

Natürlich macht Geld das Leben angenehmer. Du kannst dir etwas kaufen, eine Reise machen usw. aber jeden Preis zu zahlen ist all das nicht wert.

Ich gebe zu, dass dir Geld eine gewisse Sicherheit gibt, aber kannst du mit Geld ein glückliches, zufriedenes und erfülltes Leben kaufen? Wohl eher nicht. Was nützt dir der 15-Stunden-Tag und ein dickes Bankkonto, wenn du dafür mit deiner Gesundheit zahlen musst? Ist der Einsatz dafür nicht zu hoch? Es gibt hierzu einen schönen Spruch von Arthur Schopenhauer: „Es gibt Leute, die Zahlen für Geld jeden Preis." Was ist also dein persönlicher Preis für Geld? Ist es das wert? Sicher weißt du: „Das letzte Hemd hat keine Taschen." Also überlege dir genau welchen Preis du für Geld zahlst.

Übrigens: Das kostbarste auf der Welt ist nicht das schicke Auto oder das dicke Bankkonto, sondern das Leben.

69. Das Leben hat nicht nur positive Seiten

Schon das akzeptieren, dass dein Dasein aus positiven und negativen Erlebnissen besteht hilft. Es wird immer Freude und Leid, Gesundheit und Erkrankung, Zeiten der Ruhe und der Aktivität geben. In aller Regel überwiegen die positiven Abschnitte bei Weitem, aber bedauerlicherweise bewerten wir die Negativen meist höher. Das hat schon in der Schule begonnen, als deine Fehler mit dem „Rotstift bestraft" wurden.

Übrigens: Probleme sind nichts Negatives. Dieses Wort besteht aus PRO – also für etwas sein und BLEM – das kommt von Emblem – also ein Zeichen. Das Wort Problem ist also ein Zeichen für etwas. Daher gilt: Probleme sind Geschenke des Lebens – das Leben will uns besser machen und will, dass wir dazu lernen.

70. Was ist das Gute daran?

Nach dem Gesetz der Polarität gibt es immer Zwei Seiten: Gut und Böse, Licht und Schatten, Oben und Unten, Hell und Dunkel usw.

Das bedeutet, dass auch wenn dir etwas Negatives passiert ist verbirgt sich dahinter etwas Positives. Daher frage dich immer, wenn etwas Negatives passiert: „Was ist das Gute daran?"

Ein Beispiel: Ihr/e Partner/in verlässt dich. Vielleicht findest du im ersten Augenblick nichts Gutes daran, aber was passiert, wenn du sich darauf fokussierst, dass du jetzt alleine bist?

Du kommst in eine Abwärtsspirale und vor lauter: „Oh, ich bin so alleine", denkst du vielleicht: „Ich finde nie mehr wieder eine/n neue/n Partner/in", daraus wird dann: „Mich liebt sowieso niemand." usw. Die Abwärtsspirale führt dich direkt ins Aus. Finde daher lieber gleich das Gute daran, z.B. „Jetzt kann ich tun und machen was ich will", „endlich Zeit für mich, jetzt kann ich herauszufinden was ich wirklich will", „da kommt sicher was Besseres nach".

So und jetzt mal ganz ehrlich - im Nachhinein betrachtet, war es nicht immer so, dass es trotz allem positiv ausgegangen ist? Das Schicksal meint es nämlich gut, es ist immer nur die Frage wie du damit umgehst. Hast du den Fokus auf das was nicht so gut gelaufen ist siehst du das Gute daran?

71. Bist du ein Hamster oder warum bewegst du dich im Hamsterrad?

Natürlich bist du kein Hamster, aber vielleicht verhältst du dich so? Rennst du oft durch deinen Alltag, getrieben von Adrenalin und Kortisol. Dein Körper gibt dir ja „noch" die benötigte Energie. Er setzt dich sozusagen unter Spannung und du bist im Überlebensmodus. Das ist dann sinnvoll, wenn du Höchstleistungen abrufen willst. Es macht aber krank, wenn es eine Dauereinrichtung ist. Mal ehrlich, bist du noch in der Lage aus deinem Hamsterrad aus eigener Kraft heraus auszusteigen ohne erst kapitulieren – sprich krank – zu werden?

Unser Unterbewusstsein bzw. unser Körper kann nicht unterscheiden, ob die von uns wahrgenommene Notwendigkeit zu Höchstleistungen real bzw. notwendig ist oder nicht. Er schüttet brav Hormone und Botenstoffe aus, um uns zu unterstützen. Schließlich macht er ja nur das was wir wollen – er ist ja nur ausführende Kraft.

Langfristig hat das Auswirkungen auf unseren Körper und unsere Psyche, egal wie widerstandsfähig du bist. Jede Energie geht einmal zu Ende.

Typische Krankheiten, die in unserer Leistungsgesellschaft immer häufiger werden sind
Burnout bzw. Depressionen. Das „Hamsterrad" treibt uns oft so stark an, bis wir uns buchstäblich selbst stilllegen. Der Körper hat im Überlebensmodus dann keine Energie mehr um sich zu regenerieren oder zu heilen – er kann sich nur noch „Tot stellen".

Stoppe das Hamsterrad und steige aus bevor es zu spät ist.

72. Bist du Herr deiner Lage oder bist du nur noch auf Autopilot?

Ca. 95 % (manche Forscher sagen sogar 99 %) in unserem Alltag machen wir automatisch, also unbewusst – sozusagen per Autopilotenmodus.

Das ist durchaus eine sehr sinnvolle Einrichtung, denn es erleichtert uns das Leben: Beim Gehen müssen wir nicht darüber nachdenken wie man einen Fuß vor den anderen setzt. Wir sind durch ihn in der Lage Auto zu fahren, auf den Verkehr zu achten und uns gleichzeitig zu unterhalten. Auch über den nächsten Atemzug müssen wir nicht nachdenken.

Aber der Autopilot fliegt das Flugzeug auch nicht ewig. Hin und wieder muss man mal landen und auftanken um wieder neu durchzustarten.

Aus diesem Grund ist es wichtig den Autopiloten hin und wieder auszuschalten, insbesondere dann, wenn wir etwas in unserem Leben verändern wollen.

Fange also an, deinen Autopiloten wieder zu beherrschen. Nehme dir bewusst einen anderen Weg zur Arbeit. Reflektiere dich einmal die Woche und stellen dir die Frage: „Bin ich grad auf Autopilot – oder bin ich der Chef auf der Reise durch das Leben?"

73. Wenn du wirklich glücklich sein willst, dann raus aus der Komfortzone

Die Komfortzone ist die Zone, die dir Sicherheit gibt. Die Komfortzone ist vielleicht nicht schön, aber es kann ja nichts passieren, denn hier kennst du dich ja aus. Die Komfortzone bedeutet daher: Sicherheit, Ordnung, ein „Muss", Bequemlichkeit, Gewohnheit, Bekanntes, Routine und Ruhe und Erfolge in einem bestimmten Rahmen.

Was aber viel spannender und erfüllender ist, ist die Veränderung bzw. der Raum der unbegrenzten Möglichkeiten. Er steht für: Spannung, Glück, Zufriedenheit, Spaß, riesige Erfolge, Selbstverwirklichung, leben des Lebenssinns, große Freude, Leichtigkeit, Energie, Motivation, Flowerlebnisse – eben für ein geiles, glückliches, erfülltes und zufriedenes Leben. Aber dort gibt es auch: Angst, Verlust, Schmerz, Unsicherheit, Misserfolg und Ablehnung.

Das ist auch der Grund warum viele lieber in der Komfortzone bleiben, anstatt sich zu verändern und ins Paradies umzuziehen.

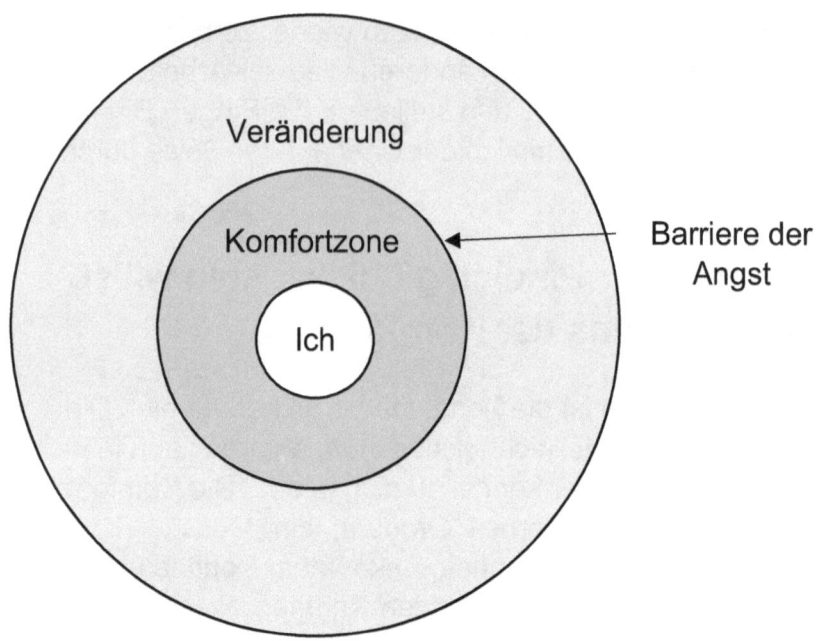

Veränderung

Komfortzone

Ich

Barriere der
Angst

Was willst du? Vielleicht entscheidest du dich trotz deiner
Zweifel für die Veränderung, aber Achtung! Bevor du in die
Veränderung gehen kannst, musst du erst einmal durch die
sogenannte: „Barriere der Angst" und das ist immer
unangenehm, denn es kommen Ängste und Zweifel in dir auf.
Diese Ängste halten dich in der Komfortzone zurück. Da ist es
zwar nicht so toll, aber es kann ja auch nichts passieren und
dein Körper will ja letztendlich „nur" dass du überlebst.

Die Angst ist aber in Wahrheit ein grünes Ampelsignal, das dir
zeigt: das ist der Weg!

Hier ist die Freiheit, denn immer wenn die Angst kommt ist das
der Leuchtturm bzw. ein Signal, dass du auf dem richtigen
Weg bist. Wenn man hier durchgeht, dann bist du in der
Veränderung/im Wachstum und auf dem Weg zu einem
glücklichen, erfüllten und zufriedenen Leben.

Das heißt je mehr du vor irgendetwas Angst hast, desto näher bringt dich das zum Ziel!
Je öfters du also die Komfortzone verlässt, desto schneller machst du einen riesigen Schritt nach vorne.

Übrigens: Die Definition von Wahnsinn ist: Immer wieder das gleiche zu tun und zu erwarten, dass sich etwas ändert! Das ist „nur" die Meinung von Albert Einstein und mir. Aber wie ist deine Meinung dazu? Bist du wahnsinnig oder fängst du an dich zu verändern und etwas zu wagen. Denn wer nichts wagt, der nicht gewinnt.

74. Schalte dein negatives Kopf Kino aus

Nur weil der Chef vielleicht gesagt hat: „Dieses Projekt ist nicht so gut gelaufen" musst du dir nichts negatives Einreden, wie: „Immer mache ich etwas falsch.", oder: „Jetzt stehe ich auf der Abschussliste." Schau dir an was nicht so gut war und denke lieber: „Ich lerne daraus, das nächste Mal klappt es besser." Konzentriere dich nicht auf das Negative, sondern suche nach einer Lösung. Ein typisches „Kopf-Kino" ist z.B. auch das: „Was wäre, wenn-Szenario …". Da spucken solche Dinge in deinem Kopf wie z.B.: „Was wäre, wenn ich die Präsentation nicht gut mache, dann bekomme ich meine Gehaltserhöhung nicht und dann kann ich nicht in den Urlaub und wenn ich nicht in den Urlaub komme, dann bin ich nicht erholt und dann kann ich nicht vollen Einsatz im Job bringen und, und, und …". Macht dieses Denken Sinn? Nein! Mache dir bewusst, dass diese Gedanken meist völlig sinnlos sind, da du in dem Moment doch gar nicht wissen kannst was sicher auf dich zukommt. Also, konzentriere dich auf das Hier und Jetzt. Denke positiv und ändere das was du konkret aus eigener Kraft beeinflussen kannst.

75. Denke in Lösungen und nicht in Problemen

Kennst du das? Du hast ein Problem und wälzt dieses Problem immer wieder hin und her. Du siehst nur noch das Problem und dieses Problem wird immer schlimmer und schlimmer, weil auf einmal noch mehr Probleme – natürlich nur in deinen Gedanken – entstehen.

Aber wie kommst du hier wieder raus? Denke einfach nicht in Problemen, sondern in Lösungen. Diese Übung hilft dir dabei. Formuliere einfach kurz und knapp dein Problem schriftlich.

Nun beantworte diese Power-Lösungsfragen:

1. Was kann ich unternehmen, um diese Herausforderung zu lösen?
2. Was wäre der erste Schritt zur Lösung?
3. Was bin ich zu tun bereit, um die Lösung zu erreichen, die ich mir wünsche?
4. Was bin ich aufzugeben bereit, um die Lösung zu erreichen, die ich mir wünsche?
5. Wie kann ich erreichen, dass die Lösung der Herausforderung für mich möglichst angenehm und erfreulich ist?

Beantworte diese Fragen ehrlich und ohne „Scheuklappen"– es funktioniert garantiert.

76. Sorgen sind wichtige Hinweise

Ja, so ist es! Sich Sorgen zu machen ist völlig normal und trotzdem sind die Sorgen, die man täglich hat der Stressklassiker Nr. 1.

Wer kennt sie nicht, die Sorgen um das Geld, die Rente, die Gesundheit, wie man beim Gegenüber ankommt usw. Aber drehen wir doch mal das Blatt um. Sorgen sind doch auch wichtige Hinweise für uns, denn sie sagen dir sehr genau wo bei dir „der Schuh drückt". Du sorgst dich später mal um die Rente? Dann komme jetzt ins tun: fange an zu sparen und dich darum zu kümmern was denn die beste Anlagestrategie ist und wie du mehr aus deinem Geld machen kannst. Du sorgst dich um deine Gesundheit? Dann mache Sport, lasse deine Blutwerte überprüfen usw.

Sorgen sind also nichts anderes als Hinweise für dich, genau jetzt ins Handeln zu kommen. Suche aber bitte keine Ausreden wie: „Die Regierung hat doch für unsere Renten zu sorgen." usw. Nein, verändern bzw. ins Tun kommen kannst erstmal nur du selbst und anstatt auf andere zu warten fange an damit und nehme deine Hinweise ernst!

Übrigens: Zu viel Sorgen beeinflussen dich direkt: Wir ändern unser Verhalten und werden z.B. vorsichtiger, kommen nicht so richtig in Handeln aus Sorge etwas falsch zu machen. Auch unsere Gefühle ändern sich durch zu viel Sorgen: Wir fühlen uns z.B. überfordert.

Bevor es aber soweit kommt fragen dich doch einfach mal:

- Welche Sorgen habe ich?
- Auf was möchten mich meine Sorgen hinweisen?
- Was könnte ich jetzt aktuell tun, um die Sorgen weg zu bekommen/zu minimieren?

Sei dabei kreativ und denke auch mal über den „Tellerrand" hinweg.

Sicher, man kann seine Zeit auch dafür vergeuden sich Sorgen zu machen. Viel effektiver wäre doch genau jetzt ins Handeln zu kommen – oder etwa nicht?

77. Unterscheide Probleme und Sorgen bzw. Angst

Probleme sind real. Es sind sozusagen deine Herausforderungen im Leben. Es sind ungewohnte Situationen auf die wir reagieren müssen/sollten. Hier heißt deine Aufgabe: handeln und eine Lösung finden.

Die Sorge oder die Angst ist in deinen Gedanken, sie ist nicht im Hier und jetzt und somit nicht real. Hier heißt deine Aufgabe: Hinterfrage dich warum Du Angst hast und woher deine Angst kommt?

78. Warum hast du Angst?

Weißt du eigentlich was Angst grundsätzlich ist? Angst besteht nur im Kopf - Angst sind sozusagen die Gedanken der Zukunft. Also was machst du dir denn gerade jetzt Gedanken um die Zukunft? Wo befindest du sich gerade jetzt? In der Zukunft oder im Hier und Jetzt? Du kannst doch jetzt noch nicht sagen was die Zukunft bringt. Das ist doch Zeit- und Energieverschwendung. Kümmere dich lieber um das Hier und Jetzt. Das ist effektiver und du kannst genau jetzt etwas ändern damit die Zukunft umso schöner ist.

Versuche in die Angst hinein zu gehen und dir klarzumachen, dass deine Angst nicht real ist. Angst ist ein riesiger Hemmschuh und sollte unbedingt angegangen werden. Die beste Therapie ist hier der Angst ins Gesicht zu sehen.

Finde also heraus woher deine Angst kommt – dies liegt übrigens in den meisten Fällen in der Kindheit oder an traumatischen Ereignissen. Mache dir die Situation klar. Gehe nochmals in die Situation.

Du hast Angst vor Höhe? Setzte dich damit auseinander. Gehe an deine Grenze und schaue einen Balkon oder ähnliches hinunter. Fange klein an und wenn du das geschafft hast, dann feire deinen Erfolg. Setze deine Ziele höher und gehen wieder an deine Grenze. Mache das konsequent und du kannst deine Ängste überwinden. Lasse dir dabei immer durch eine Person deines Vertrauens helfen. Nehme dir dazu auch externe Hilfe durch einen Coach, Therapeut, Psychiater oder einer anderen ausgebildeten Person in Anspruch. Also auf was wartest du? Hast du etwa schon wieder Angst?!

79. Löse nicht alle Probleme auf einmal

Es ist nicht möglich alle Probleme auf einmal zu lösen und bevor es zu viel wird mache dir einfach einen Plan. Formuliere genau das Problem – manchmal löst es sich schon allein dadurch auf und erscheint nicht mehr als etwas Negatives. Für alle anderen Probleme mache dir Prioritäten. Vergebe Dringlichkeits-Punkte und packen deine Probleme aktiv an. Mache dir einen Plan und überfordere dich nicht. Immer eins nach dem anderen.

Konzentriere dich dabei aber nicht auf das Negative, sondern auf die Lösung. Vergesse auch nicht: Es gibt immer 2 Seiten. Ändere die Sichtweise und frage dich: „Was ist das Positive daran?" Schon alleine aufgrund der Änderung der Sichtweise erscheint das Problem schon gar nicht mehr als so unüberwindbar.

80. Lösche das Wort: Problem aus Deinem Wortschatz

Das Wort Problem suggeriert dem Gehirn etwas „Negatives". So wurdest du von Anfang an durch deine Eltern, die Schule usw. „konditioniert". Also, lösche einfach das Wort: Problem aus deinem Wortschatz und ersetze es durch das Wort: Situation, Wachstumschance, Meilensteine oder Herausforderung, denn das sind neutrale Begrifflichkeiten.

Am besten ist Wachstumschance = Herausforderung oder Meilensteine = Fortschritt.
Achtung: Dinge sind nicht gut oder schlecht, sondern wir geben den Dingen erst die Bedeutung und damit auch eine Bewertung. Ein Problem ist in der Regel – leider – negativ behaftet.

81. Stoppe negative Gedanken – das Stopp-Ritual

Kennst du das? Du denkst immer wieder etwas Negatives wie z.B. „Das schaffe ich nicht." oder „Ich bin nicht gut genug." Beobachte dich immer, wenn du einen negativen Gedanken hast und baue dir ein Ritual ein wie z.B. in Gedanken zeigst du dir selbst ein Stopp-Schild oder eine „rote Ampel". Vielleicht redest du auch mit dir und sagst zu dir selbst einen Satz wie z.B.: „Stopp – das stimmt nicht – ich schaffe alles was ich will!", „Stopp – lösche das Programm!" oder „Ich bin wohl im falschen Film – das sind nicht meine Gedanken.". Baue ein „Stopp-Ritual" ein das zu dir passt. Es könnte z.B. auch eine Handlung wie z.B. ein kleiner – eigener – Klapps auf die Backe sein. Egal was es ist – reflektiere dich und sagen dir selbst, dass das was Du gerade Negatives denkst völlig falsch bzw. völliger „Bullshit" ist.

82. Jede Firma macht Inventur – du auch?

Mache Inventur, mache das zu einem mindestens jährlichen Ritual. Setze dich – vielleicht am Ende des Jahres - hin und blicke zurück. Vielleicht ist es auch notwendig öfters eine Inventur zu machen. Klare Anzeichen, dass es an der Zeit für eine Inventur ist, wenn Du öfters krank bist oder dich „erdrückt" fühlst.

Frage dich: „Was ist zu viel?" „Was kann weg?" „Was brauche ich noch?" „Was meinst du als Nächstes tun zu müssen?"

83. Was hindert dich an Deinem Traumleben?

Kannst du diese Frage spontan beantworten? Wahrscheinlich nicht, denn die meisten Menschen klagen zwar, wissen aber gar nicht warum sie mit ihrem Leben so unzufrieden und warum sie so gestresst sind. Weißt du warum du gestresst bist?

Mache dazu die folgende Übung:

1. Nehme ein Blatt Papier und mache zwei Spalten.
2. Beschrifte sie wie folgt und beantworte die folgenden Fragen:

- Was läuft negativ? Was hindert mich an meinem Traum-Leben? In welchen Selbstvertrauen? (gibt es Verallgemeinerungen, Redewendungen etc. die du früher gehört hast?)
- Was will ich stattdessen? Was würde ich gerne ändern? Wovon hätte gerne Situationen habe ich Ängste/Zweifel/kein mehr? Was ist mir wichtig und warum? (wenn möglich starte mit den Worten: „Ich bin ...")

Wenn Du diese Fragen ausführlich beantwortet hast, dann weißt du jetzt genau worauf du dich konzentrieren musst und was dich an deinem Traumleben hindert.

84. Du kannst nur das erreichen, was du dir auch vorstellen kannst

Kennst du dieses Zitat: „Eigene Grenzen bestehen nur im Kopf". Manchmal wünschst du dir etwas und gleichzeitig sagst du dir: „Das kann ich sowieso nicht." Du sagst dir das, obwohl du es noch gar nicht versucht oder ausprobiert hast. Aber wer hält dich fest, darüber nachzudenken ob du es mit etwas lernen und tun vielleicht doch erreichen könntest?

Es sind die Grenzen, die eigentlich gar nicht existieren und die du dir selbst auferlegt hast. Es sind deine Gedanken, die du dir selbst angeeignet hast – höchstwahrscheinlich stammen sie aus deiner Kindheit. Es sind Mauern, die du aufgebaut hast.

Basis dafür sind die Dinge, die du von deinem Umfeld, insbesondere von den Eltern, Erziehungsberechtigten und Lehrern gelernt hast. Es sind also nicht unbedingt Grenzen, an die du selbst gestoßen bist, sondern Grenzen, die du übernommen hast.

Mache dir das klar und überwinde diese Grenze. Denke in Lösungen und stellen dir vor wie es wäre, wenn du das erreichst, was du dir wünschst.
Übrigens: Wenn du dir das lebhaft vorstellen kannst, dann kannst du es auch erreichen. Das Universum und dein Unterbewusstsein werden Möglichkeiten und Wege suchen dich dabei zu unterstützen. Vorher musst du jedoch erst deine Grenzen im Kopf sprengen.

85. Befreie dich von deinem Ballast! Lasse los, was nicht guttut

Wenn du etwas loslässt, hast du wieder Platz für etwas Neues in deinem Leben. Zudem wird Energie frei. In dem Moment, in dem du etwas loslässt ist es egal, ob es sich dabei um Gegenstände, Materielles oder auch Menschen – sogenannte Energiefresser - handelt. Lässt du los bist du wieder offen denn, wenn man Dinge loslässt die einen belasten ist man viel zu sehr beschäftigt mit dem Alten bzw. dem Ballast. Mache dir mal Gedanken darüber was du festhältst? Sehr oft sind das auch wieder Hinweise auf dein Leben.

Übrigens: Wenn Du gut loslassen kannst, dann sind du auch offener für Veränderung – probiere das doch einfach mal aus.

Was kannst du nicht loslassen?

Dinge: Kleidung, Erinnerungsstücke, Spielsachen, Bücher etc.
Menschen: Eltern, Kinder, Freunde. Kollegen etc.
Nicht Materielles: Verhaltensweisen, Verantwortung, Schuldgefühle, Verletzungen, Glaubenssätze etc.

Gehe in dich und identifiziere, was du an Ballast mit dir herumträgst und mache einen Plan was du loslassen bzw. freigeben kannst bzw. willst.

Anzeichen dafür, dass es Zeit ist etwas loszulassen sind:

- Zeitmangel und abgehetzt sein
- Unzufriedenheit und negativen Gefühlen
- fehlende Entwicklungsmöglichkeiten
- einengende Begrenzungen
- sich nach etwas Neuem sehnen

- eigene Grenzen sind zu oft überschritten worden
- du bist häufig krank
- Kopf Kino und Gedankenkreisen
- Ängste und Depressionen
- Wut und Hass

Oft weißt du oder auch deine Umgebung, dass es Zeit ist etwas loszulassen, aber warum schaffst du das nicht? Was hindert dich daran?

Der Hauptgrund ist die sogenannte „Komfortzone", die uns vor Enttäuschungen „beschützt".

Konkret sind das die folgenden Gefühle und Emotionen:

- Sicherheit
- Gewohnheit
- Angst vor Neuem
- Angst vor Verlust
- Treue
- Liebe und Sympathie (z.B. wenn der Partner es nicht will)
- Innere Antreiber, Blockaden und Glaubenssätze wie z.B.: „Mach es allen recht!"

Du hast erkannt, dass du etwas loslassen musst? Prima! Es gibt verschiedene Prozesse, die es dir erleichtern loszulassen. Am besten lässt du dir dabei von einem Coach helfen und begleiten. Ein guter Coach kennt sich damit aus und findet den Prozess, der zu dir passt und am besten hilft, denn ein Loslass-Prozess ist so individuell wie du selbst.

Hier ein Loslass-Prozess als Beispiel:

1. Werde dir bewusst, dass du etwas in deinem Leben ändern möchtest.
2. Mache dir klar warum du das willst und was dadurch für dich besser wird. Brauchst du das wirklich noch? Tut dir das gut oder machst du das was du machst anderen zuliebe? Bist du dabei immer ehrlich zu dir selbst. Erkennst du deine eigenen Ausreden?
3. Wie sieht dein Selbstwertgefühl jetzt aus und wie könnte es aussehen, wenn du loslässt? – Was ist dein Ziel? Spiele die Situationen in Gedanken durch: Wie würde es dir zukünftig gehen? Was würde sich ändern, wenn du loslassen würdest?
4. Wenn du all diese Fragen beantwortet hast kannst du dir überlegen, wie du loslassen willst. Wenn du sicher weißt, was du loslassen willst ist es oft einfacher.
5. Verzeihe zuerst dir selbst. Sage dir: „Ich habe damals unter den Umständen die beste Entscheidung getroffen". Reflektiere für dich was passiert ist und überlege dir: „Was ist das Gute daran?"
6. Sei dankbar für das, was du gelernt hast. Manchmal muss man eben Lehrgeld zahlen um weiter zu kommen.
7. Finde nun ein passendes Ritual – hier einige Beispiele:
   - Schreibe das auf was du loslassen willst auf einen Zettel und verbrenne ihn.
   - Visualisiere das was du loslassen willst und schicken es in Gedanken ins Universum.
   - Tu einfach so als ob du bereits losgelassen hast. Stelle dir vor, wie befreit du dich dann fühlst, am besten in allen Einzelheiten.
   - Verkaufe oder verschenke die Dinge, die du nicht mehr gebrauchen kannst. Auch hier gibt es Coaches, die dir dabei helfen können Wichtiges von Unwichtigem zu unterscheiden.

- Unterdrücke deine Gefühle wie z.B. Trauer nicht – Du musst nicht stark sein. Lasse auch Gefühle los, weine, wenn dir danach ist.
- Ersetze nicht dienliche Glaubenssätze durch dienliche – z.B. „Ich bin nicht gut genug." durch: „Ich bin gut so wie ich bin." etc. Das fällt am Anfang schwer, denn der Verstand liebt Veränderungen nicht besonders. Du musst hier also sehr stark und konsequent sein, denn wenn du das nicht bist braucht es nur eine Person, die dir klarmacht, dass du nicht gut genug bist und du bist wieder am Boden zerstört.
- Am effektivsten ist ein Loslass-Prozess, indem man mit dem Unterbewusstsein arbeitet, z.B. durch eine Phantasiereise.
- Nehme externe Hilfe in Anspruch, das ist schneller und je nach Herausforderung geht es nicht ohne einen Coach oder Therapeuten.

Übrigens: Das loslassen kann schmerzen, denn es ist ja erst mal ein Teil von dir. Wichtig beim Loslassen ist auch, dass du dich nicht überforderst. Auch solltest du nicht von heute auf morgen erwarten, dass sich etwas ändert. Das Etablieren von neuen Gewohnheiten braucht Zeit und benötigt Geduld.

Das Loslassen ist kein Verlust, sondern eine Transformation. Du lernst dadurch wieder dich auf die wirklich wichtigen Dinge zu konzentrieren und eröffnest dir neue Freiräume auf dem Weg in eine selbst bestimmte Zukunft.

Das Loslassen ist nicht einfach, aber es lohnt sich! Nur wenn du in die Veränderung gehst und Platz schaffst bist du bereit für etwas Neues.

86. Installiere eine Art Frühwarnsystem

Sei präsent, lebe im Hier und Jetzt und achte darauf was dich anstrengt und was dich stresst. Hinterfrage dich öfters, ob etwas wirklich sein muss. Signale sind dabei immer deine Gefühle. Wenn du merkest, dass du schon beim Gedanken an etwas Abwehr oder Unwohlsein fühlst, dann gehe dem nach. Ist dein Unwohlsein, weil du einen neuen Weg beschreiten willst – also eine Veränderung im Leben? Dann gehe durch deine Angst, denn dann kannst du lernen.

Hast du ein ungutes Gefühl, weil du etwas machen sollst, was dich nicht weiterbringt oder ist es etwas, was eine dritte Person will und nur dieser Person hilft? Gehe dem Gefühl nach und kontrolliere es, wenn du Ruhe hast. Übe und mache dies regelmäßig. Die richtige Wahrnehmung und das richtige Gefühl für dein Frühwarnsystem hast du nur, wenn du ganz bei dir bist.

87. Du hörst nur das, was du willst

Das hast du sicher auch schon mal zu jemandem gesagt oder von deinen Eltern gesagt bekommen: „Ja, du hörst nur das was du willst:"

Klar, das ist so und absolut keine Absicht von dir. Hierbei handelt es sich um die sogenannte selektive Wahrnehmung. Während es früher zu Zeiten des Urmenschen kein TV, kein Internet, Werbung, Veranstaltungen, Schule usw. gab sind wir heute einer wahren Flut an Informationen ausgeliefert und die Informationsflut wird immer größer.

Aus diesem Grund selektieren wir instinktiv.

Die selektive Wahrnehmung ist ein psychologisches Phänomen, bei dem nur bestimmte Aspekte der Umwelt wahrgenommen und andere einfach ausgeblendet werden. Du basierst zunächst auf einer wesentlichen Stärke unseres Gehirns, denn dadurch können wir Wichtiges von Unwichtigem unterscheiden.

Unser Gehirn sucht sich also die Informationen raus, die zu ihm bzw. zu seinen Überzeugungen, Werte, Interessen, Einstellungen usw. passen. Auf was konzentriert sich also deine selektive Wahrnehmung? Auf Befürchtungen und Ängste oder auf Erfolge und Erfüllung?

Das Problem an der selektiven Wahrnehmung ist, dass sie sich im Außen Unterstützung sucht und somit die eigene Überzeugung verstärkt. Du bist der Überzeugung die Welt ist schlecht – klar du nimmst daher auch hauptsächlich Krieg, Mord und Überfälle wahr. Du bist der Überzeugung die Welt ist schön – klar du nimmst dann auch eher das Lachen der Menschen, die Freude und die positiven Dinge wahr.

Welche Informationen nimmst du auf – was macht deine selektive Wahrnehmung mit dir?

Vielleicht denkst du auch mal über diese beiden Sprüche nach:

- „Was wir hören, ist nur eine Meinung, kein Fakt."
- „Was wir sehen, ist eine Perspektive, nicht die Wahrheit."

Nach dem Motto: „Du bist was du denkst", solltest du hier vielleicht etwas näher hinschauen.

88. Was überwiegt in deinem Leben? Das Negative oder das Positive?

Konzentrierst du dich auf das, was positiv ist oder das, was gerade schlecht läuft?

Eine alte Weisheit besagt: „Die Meisterschaft des Lebens besteht darin, im größten Unglück noch ein bisschen Glück zu finden". Egal wie schlecht es das Leben gerade mit dir meint, in jedem Moment gibt es auch etwas Gutes. Egal wie schlimm die Situation auf den ersten Blick aussieht, wenn man lange genug nach einem positiven Aspekt sucht, findest du ihn immer. Das wird dir auch aus deinen größten persönlichen Krisen helfen.

Wir Menschen geben leider den negativen Dingen immer mehr Raum als den positiven.

Mache bitte einmal den folgenden Test:

- Frage dich mal selbst: Was findest du zurzeit nicht so gut, was ärgert dich und was läuft gerade nicht so toll? Wieviel Antworten kommen?
- Fragen dich nun: Was läuft gerade echt gut? Mit was bist du zufrieden und glücklich? Was gefällt dir zurzeit an deinem Leben? Und? Wieviel Antworten kommen jetzt?

In der Regel werden immer weniger Positive antworten wie Negative genannt. Natürlich wirkt sich das auch auf deine Laune, den Stresspegel und die Wahrnehmung aus.

Wie aber kommst du hier raus, wenn du gerade zu negativ denkst? Mache diese Übung einmal für dich.

1. Akzeptiere die Situation bzw. die negativen Gedanken erst mal so, wie er gerade ist.
2. Ändere die Sichtweise – was ist der positive Aspekt der Situation? Wenn du nicht gleich eine Antwort parat hast, dann helfen diese Fragen:
    -   Was ist das Gute an der Situation?
    -   Was springt für mich dadurch raus? Vielleicht erst in der Zukunft?
    -   Was kann ich aus dieser Situation lernen?

Wie ist die Situation jetzt für dich? Erkennst du das Positive?

89. Es gibt weder gut noch schlecht

Jede Situation ist, wie sie ist. Weder gut noch schlecht. Es geht nur darum, welche Bedeutung du dieser Situation gibst. Egal welche Situation – es ist deine Bewertung, die über positiv und negativ entscheidet. Du hast deinen Job verloren? Prima, Du kannst dich jetzt neu orientieren und findest sicher einen Neuen, der besser zu dir und deinen Talenten passt oder denkst du die Welt geht für dich unter und du findest keinen neuen Job mehr? Eine Weisheit lautet: „Nimm es als Vergnügen, und es ist ein Vergnügen. Nimm es als Qual, und es ist eine Qual."

90. Negative Informations-Quellen verboten! Reduziere deinen Medienkonsum!

Stelle dir doch mal die folgende Situation vor: Dein Nachbar kommt zu Besuch und du bekommst mit, wie er deinem Kind Geschichten erzählt von Mord, Krieg, Ungerechtigkeit, Zerstörung, Hungersnot usw.

Was machst du mit besagtem Nachbarn? Natürlich: Du verbietest ihm deinem Kind solche Geschichten zu erzählen – vielleicht ladest du ihn auch kurzerhand wieder aus.

Ja, aber genau dieser „Nachbar" befindet sich immer in unserer Wohnung, also mitten unter uns – verkleidet als TV, Tageszeitung, Informationsplattform im Internet oder Radio. Denn was hörst, siehst oder liest du in den Nachrichten? Zu über 90 % negative Dinge – eben über Mord, Krisen, Krieg usw. wozu also mit diesen Dingen beschäftigen?

Was denkest du passiert mit dir, wenn du dir jeden Abend negative Nachrichten anschaust oder halbstündlich im Radio hörst wo schon wieder ein Mord passiert ist.

Genau, du denkst negativ – hast vielleicht irgendwann Angst, weil draußen so viel Mord und Totschlag passiert. Was bringt es dir, dass du weißt was passiert ist? Nichts - Du könntest es ja in den seltensten Fällen ändern. Ändere die Dinge, die du ändern kannst, aber belaste dich nicht mit den Dingen die du nicht ändern kannst.

Besonders die letzte Stunde vor dem Schlafen gehen ist wichtig für das Unterbewusstsein. Mit was hast du dich in der Zeit beschäftigt? Vermeide negative Nachrichten, Krimis mit Mord und Totschlag vor dem Schlafen gehen.

Darum, meine Empfehlung: Entferne alle negativen Informations-Quellen aus deinem Leben. Setze deinen Fokus neu und ganz bewusst auf all die positiven Dinge in deinem Leben und deinem Alltag.

91. Sei dankbar und erstelle ein Dankbarkeitsbuch!

Dankbarkeit ist sehr wichtig, wenn du ein glückliches, zufriedenes und erfülltes Leben führen willst. Wenn du dich daran erinnerst, dass nicht alles was du hast selbstverständlich ist und dir klar darüber wirst, wofür du dankbar bist erhältst du ein Gefühl der Befriedigung, der Zufriedenheit und der Freude. Mache dir klar was du hast und dass es sicher viele Menschen gibt, die weit weniger haben als du. Dabei meine ich nicht nur die materiellen Dinge, sondern auch die nicht materiellen wie Bildung oder dass wir gesund sind.

Wenn du alles für selbstverständlich hinnimmst und das was du hast und besitzt nicht wertschätzt und immer nach mehr strebst, dann schürst du nur deine eigene Unzufriedenheit. Du schaust auf andere, was sie haben und lebst letztendlich nur im Außen. Dadurch erleben wir Stress, Erfolgsdruck und Unzufriedenheit.

Aber wie wirst du dankbar? Dankbar wirst du, indem du dir immer wieder vor Augen führst wofür du dankbar bist. Trage dazu jeden Abend vor dem Einschlafen in ein Notizbuch (Dankbarkeitsbuch) ein, für was du an diesem Tag dankbar warst.

Dabei gelten folgende Regeln:

- Notiere dir jeden Abend vor dem Einschlafen mindestens 3 Situationen/Gegebenheiten/Dinge, für die du dankbar bist.
- Priorität 1: Tagesaktuelle Situationen z.B. Ich bin dankbar für das tolle Kompliment von meinem/r Kollegen/in.

- Priorität 2: Tagesaktuelle Dinge, die du gelernt bzw. an dir positiv erkannt hast, z.B. Ich bin dankbar dafür, dass ich die Rede ohne Lampenfieber gehalten habe.
- Priorität 3: allgemeine Dinge z.B. Ich bin dankbar, dass ich auf der Welt bin etc.
- Schreibe möglichst jeden Tag etwas Neues auf, vermeide nach Möglichkeit Wiederholungen.
- Notiere auch wo du erfolgreich warst – sowohl im Geschäft, als auch im Privatleben. So kannst du das Dankbarkeitsbuch gleich mit dem Erfolgsbuch kombinieren und musst nicht 2 Bücher gleichzeitig führen.
- Du kannst das Buch auch für deine positiven Gedanken nützen. Also für Erkenntnisse, die du aus deinem Tag gewonnen hast oder eben persönliche Erfolge, die du erreicht hast.
- Bitte regelmäßig, also jeden Tag machen. Nach 30 Tagen wirst du bereits eine Änderung erfahren. Du solltest dies jedoch mindestens 90 Tage jeden Abend machen.
- Lese dir nach dem Aufstehen am nächsten Morgen deine Notizen durch. So schläfst du mit positiven und dankbaren Gedanken ein und startest mit eben diesen Gedanken in den neuen Tag.

Wenn du das konsequent machst, wird sich unweigerlich etwas in deinem Leben ändern.
Du konzentrierst dich dann nämlich immer mehr auf die positiven Dinge im Leben und da du ja jeden Abend etwas in dein Buch schreiben willst, wird sich dein Unterbewusstsein neu ausrichten und diese Dinge „magisch" anziehen.

Dieses Buch wird für dich auch mal als Gedankenstütze hilfreich sein oder wenn es dir mal „schlecht" geht als kleine Aufmunterung.

Ziel ist es mit diesem Dankbarkeitsbuch noch mehr den Fokus auf das positive im Leben zu richten.

Du wirst mit der Zeit auch tagsüber immer mehr schauen und überlegen was war positiv oder wenn etwas nicht so gut gelaufen ist was ist das Positive daran. Probiere es aus, es ist eine kleine Maßnahme, die so viel Positives in deinem Leben bewirken kann.

92. Entferne die Energiefresser aus deinem Leben

Umgibst du dich mit optimistischen und positiv denkenden Menschen. Mit Menschen, die dich schätzen, die dir ein ehrliches Feedback geben und dich weiterbringen.

Oder bist du umgeben von den sogenannten Energiefressern, die ihren Ballast bei dir ablegen wollen und bei denen alles nur negativ ist? Diese Menschen ziehen dich runter und sind kontraproduktiv, wenn Du ein positives Mind-Set aufbauen wollen.

Die Energiefresser erkennst du daran, dass sie immer rumnörgeln, sie rechtfertigen sich permanent und natürlich sind immer die Anderen schuld, nie sie selbst. Alles ist schlecht, der Chef ist blöd, die Regierung ist an allem schuld, die Kollegin ist wieder mal unmöglich gekleidet usw. Schon alleine ihre Anwesenheit und die schlechte Energie ist nicht gut für dich. Es geht nicht darum, dass du dich nicht mehr beschweren sollst und alles im Leben einfach hinnimmst. Es geht darum, dass du handelst anstatt rumzunörgeln, denn das ist der Unterschied zum Energiefresser, der nur nörgelt und alles schlecht redet.

93. Das Lästern über andere bringt dich nicht weiter

Beteiligst du dich an „negativen Gesprächen, Gerüchten und Lästereien"? Auch das hat eine negative Schwingung. Sowohl die Menschen als auch die Gedanken. Vermeide also die Teeküche, in der über den Chef und die Kollegin mit dem viel zu kurzen Rock gelästert wird. Was bringt es dir? Genau: Es bringt dir nichts! Vielleicht noch ein „Zugehörigkeitsgefühl" – aber mal ehrlich: Willst du zum Club der Lästerer gehören?

Übrigens: Die Menschen, die Lästern sind diejenigen, deren eigenes Leben so uninteressant ist, dass sie immer über andere reden müssen.

94. Was tut dir wirklich gut?

Die meisten Menschen wissen genau was sie nicht wollen und was ihnen nicht guttut. Aber die wenigsten können spontan sagen was sie mögen und was ihnen wirklich guttut. Wenn du tust, was du liebst, dann verfliegt Stress wie ganz von allein. Was das für dich ist, kannst du natürlich am besten selbst entscheiden: Radfahren, Reiten, Kochen, Wandern, Sauna, Lesen oder Meditieren – Hauptsache, du bist voll und ganz bei der Sache. Werde dir bewusst was du wirklich magst und was dir im Leben wichtig ist.

Am besten aufschreiben und immer wieder durchlesen und vor Augen führen. Oder noch besser: Einfach dafür sorgen, dass du das was dir gut tut auch regelmäßig machst und genießt. Nimm dir für diese Aktivitäten gezielt Zeit und Platz im Terminkalender, vielleicht entwickelt sich daraus sogar ein kleines Ritual.

95. Bilder aus der Vergangenheit – versetze dich in glückliche Momente zurück

Dir geht es gerade nicht so gut und du fühlst dich gestresst? Schaue dir doch einfach Bilder vom letzten Urlaub an. Der Urlaub ist die Zeit, in der man den Alltag vergisst und sich etwas Gutes tut. Das Urlaubsgefühl ist leider meist viel zu schnell wieder weg. Du kannst dich aber wieder in die Zeit, die Stimmung und das Gefühl, das du hattest zurückversetzen.

Nehme dir einfach etwas Zeit und schaue dir in Ruhe ein paar Urlaubsbilder an. Schließe deine Augen und erinnere dich dann daran, wie du dich in der jeweiligen Situation gefühlt hast. Versuche dir die Situation möglichst lebhaft vorzustellen – vielleicht siehst du noch mehr – je mehr du wahrnimmst, desto entspannender wirst du dich danach fühlen. Anstatt Bildern reicht auch ein Stein, den du aus dem Urlaub mitgenommen hast oder ein anderer Gegenstand. Wichtig ist nur, dass du ein Hilfsmittel hast, das dich immer wieder in den Urlaub zurückversetzt.

96. Erhole dich an deinem persönlichen Ruheort

Richte dir einen persönlichen „Ruheort" ein. Dies sollte ein Ort sein, an dem du absolut ungestört bist, einer an dem du dich wohl fühlst und ungestört bist. Hier solltest du zur „Ruhe" kommen um dich selbst zu reflektieren, zu lesen, zu entspannen – eben etwas für dich selbst machst – dich selbst wahrnimmst.

Vielleicht hast du in deiner Wohnung einen solchen Ort, ein Sessel in einer Ecke oder sogar ein Raum ganz für dich alleine.

Hier kannst du zusätzlich, wenn du zur Ruhe kommen willst ein kleines Ritual einbauen, z.B. eine Kerze anzünden oder eine Teezeremonie machen. So merkt das Unterbewusstsein gleich, dass jetzt die Entspannungsphase kommt und du kommst so viel leichter und schneller zur Ruhe.

Vielleicht hast du auch einen Ort im Freien auf einer Parkbank oder unter einem Baum. Wo auch immer dieser Ort ist. Er sollte für dich „magisch" sein und dir Ruhe, Geborgenheit und Entspannung geben. Besuche diesen Ort bewusst so oft es geht. Er wird dir die nötige Entspannung und Energie für den manchmal „stressigen" Alltag geben.

97. Verschaffe dir Zufriedenheitserlebnisse

Was macht dich glücklich und zufrieden? Gönne dir Glücksmomente und genieße diese auch bewusst. Halte inne und erlebe diese Momente ganz bewusst ohne Ablenkung.

Manchmal sind es die Kleinen Dinge, die uns zufrieden machen, wie z.B. eine schöne Tasse Tee mit Blick in die Natur, ein Buch lesen, spazieren zu gehen oder Zeit mit dem Haustier zu verbringen.

Sei dir dieser Momente bewusst und genieße diese wertvolle Zeit oder machst du nebenbei noch andere Dinge wie z.B. das Handy checken?

Es ist wichtig, dass du diese Momente bewusst genießt und wahrnimmst. Wenn du nämlich nebenher etwas Anderes machst bzw. an etwas Anderes denkst, dann kannst du es nicht richtig wahrnehmen und das „Zufriedenheitserlebnis" kann sich nicht richtig bzw. nachhaltig einstellen.

Gib deinem Unterbewusstsein die Gelegenheit, zu verstehen, dass dich das Erlebnis glücklich und zufrieden macht. Der eigentliche Genuss, das Gefühl der Zufriedenheit und der Effekt des „guten Gefühls" stellen sich ansonsten nicht ein und das wäre doch schade – oder?

98. Die „Genuss kommt vor Muss-Methode"

Beobachte dich bitte einmal und beantworten dir diese Frage: Beginnst du einen Satz oft mit den Worten: Ich muss noch…? Oder kennst du den Spruch: „Erst die Arbeit, dann das Vergnügen?" Das sind eindeutige Indizien dafür, dass du zu sehr unter deinem „eigenen" Druck stehst.

Versuche mal diese Methode, die ich: „Die Genuss kommt vor Muss-Methode" nenne:

1. Immer wenn du einen Satz mit: „Ich muss noch ..." beginnst werde dir darüber klar und reflektiere das.
2. Sage dir laut: „Nein! Genuss kommt vor Muss".
3. Bevor du dann die Tätigkeit beginnst, die du nach deinem Wortlaut machen „müsstest" gönne dir erst etwas. Das können Kleinigkeiten sein, wie genüsslich eine Tasse Tee zu trinken, eine Achtsamkeits-Übung zu machen oder einfach eine kurze Verschnaufpause im Freien usw.

Wichtig dabei ist, dass du den eigenen Druck durch das: „Ich muss noch ..." rausnimmst und auch dem Unterbewusstsein klar machst, dass das nicht mehr für dich gilt. Wie lautet also dein neues Credo? Genau: „Genuss kommt vor Muss".

99. Wechsel die Wortwahl und somit die Einstellung, wenn du das Wort „Muss" sagst

Wie ist deine innere Haltung, wenn du zu dir selbst sagst: „Ich muss noch den Bürokram machen.", „Ich muss noch diese blöde Aufgabe erledigen." oder „Ich muss noch die Wohnung putzen."? Genau, du hast keine Lust und gehst mit einer inneren Abneigung an die Sache. Die ganze Arbeit stresst dich, weil du gegen deine innere Haltung agierst.

Was hilft ist die Änderung der Einstellung bzw. der Sichtweise. Dies gelingt durch eine Umformulierung, die wie folgt lauten könnte: „Weil ich in den Urlaub gehen möchte und mich bewusst dafür entschieden habe im Urlaub nicht gestört zu werden erledige ich die Büroarbeiten.", „Weil ich reich werden möchte und mich bewusst dafür entschieden habe alles was nötig ist dafür zu tun erledige ich die anstehenden Aufgaben." oder „Weil ich für morgen meine Freunde eingeladen habe und ich mich bewusst dafür entschieden habe, dass es bei mir sauber sein soll, werde ich jetzt die Wohnung putzen."

Wie hört sich das an? Wie denkst du nun über die unliebsame Aufgabe? Gar nicht mehr so schlimm – oder? Durch die Wortwahl änderst du automatisch deine Einstellung bzw. auch dein Mind-Set. Du hast das Ziel als Motivation und die Arbeit wird dir entschieden leichter fallen.

100. Auf jede Anspannung muss eine Entspannung folgen

Diese Feststellung kommt noch aus der Urzeit. Wir haben damals ein Mammut gejagt und erfolgreich erlegt, also wurde danach entspannt am Lagerfeuer gesessen und das Fleisch zubereitet.

Auch heute gilt das noch so – schließlich wirken in uns ja immer noch diese „Urinstinkte", aber während die Art der Anspannung früher klar war, leiden wir heutzutage unter verschiedenen Arten von Anspannung. Werde dir daher darüber klar unter welcher „Anspannung" du leidest.

Du leidest unter Müdigkeit? Dann schlafe dich mal aus und sorge dafür, dass du regelmäßig genug Schlaf hast. Du leidest unter geistiger Unterforderung? Dann schreibe ein Buch oder machen etwas, was deinen Geist anregt.

Es gibt unterschiedliche Arten der Anspannung. Hier werden insgesamt 4 Arten von Erschöpfungszuständen unterschieden:

Geistige Beanspruchung:
Ermüdung als Folge von Überforderung
Monotonie als Folge von Unterforderung

Emotionale Beanspruchung:
Gefühle von Stress als Folge von Überforderung
Gefühle von Sättigung als Folge von Unterforderung und Langeweile

Welchen Erschöpfungszustand hast du? Hier einige Anregungen wie du – je nach Beanspruchung - entspannen kannst:

Ermüdung
Mache etwas für das du keine geistige Anstrengung benötigst, z.B. ausruhen, schlafen, meditieren, Wellness machen, spazieren gehen etc.

Monotonie

Mache etwas Anspruchsvolles, das deinen Geist auf Hochtouren bringt z.B. Denksportaufgaben, Strategiespiele, aus einem Escape-Room ausbrechen usw.

Gefühle von Stress

Komme zur Ruhe – entziehe dich der ständigen Reizüberflutung und dem Druck von außen, z.B. durch Entspannungs- und Achtsamkeitsübungen, gehe in einen ruhigen Urlaub, nehme dir eine Auszeit, gehe in ein Schweigekloster, mache Wellness, lerne zu dir selbst zu finden z.B. durch Mentaltraining usw.

Gefühle von Sättigung

Du bist gelangweilt und vom Alltag unterfordert? Tue etwas Sinnvolles, leiste einen Beitrag für das große Ganze, mache am besten etwas, was du bisher noch nicht getan hast, z.B. gehe auf Vorträge, mache eine Fortbildung, mache ein Ehrenamt mit dem du etwas Gutes in der Welt bewegen kannst, erlerne eine neue Sportart – vielleicht auch einen Extremsport, führe herausfordernde Diskussionen, gründe eine Vereinigung gegen Tierquälerei etc. Gehe an deine Grenzen und suche dir neue Herausforderungen.

Mache dir einen Plan wann du für deine Entspannung sorgen willst und sei bei der Einhaltung konsequent. Nur durch Konsequenz in der Terminplanung bekommst du auch eine Entlastung und die nötige Entspannung.

Fange an mit 2 Abenden in der Woche bzw. mind. 2 Tagen im Monat. Am Anfang wird dir das noch schwerfallen, aber auf Dauer wirst du die Tage benötigen und du wirst sie ganz automatisch einplanen. Dann sind diese Tage ein Teil von dir und du wirst nachhaltig ein besseres Leben führen werden.

101. Lebe im Innen, das Außen macht dich Dauer nicht glücklich!

Das äußerliche Streben nach immer mehr ist doch eigentlich eine Scheinwelt. Du bist – sofern du im Außen lebst manipulierbar. Die Industrie, die Gesellschaft und Medien geben dir vor, was du konsumieren musst, was du essen musst und was du denken musst. Aber wird man so stressfrei und glücklich?

Nein - man muss um wirklich glücklich und zufrieden zu sein seinen wahren Wesenskern finden. Ein Beispiel dafür: Du hast gedacht, wenn du den Traum-Job, das tolle Auto oder den Luxus Urlaub gemacht hast, dann bist du glücklich. Fakt ist, dass das nur kurz währt, dann brauchst du ein neues Ziel, weil du denkst dann glücklich zu sein, aber auch da bist du wieder nicht glücklich.

Wahres Glück findest du nur, wenn du deinen wahren Wesenskern lebst. Hier die Grundregeln dafür:

1.   Vertraue deiner Intuition und nicht auf das, was andere für richtig halten oder dir vorgeben.
2.   Mache das wofür du „brennst" und was dir Spaß macht, denn das ist wichtiger wie nur etwas zu machen bei dem du Geld verdienst oder Lob und Anerkennung bekommst. Jeder Mensch ist nur voll in seiner Kraft, wenn er etwas tut, was er wirklich liebt.
3.   Gebe deiner Seele genügend Ruhe und Kraft. Wie oft begibst du dich an deinen Ruhe- und Kraftort? Genieße die Ruhe und fange an dich öfters zu reflektieren.

4. Setze dir zum Ziel deine Familie von ganzem Herzen zu lieben. Das sind deine Wurzeln und die geben dir Sicherheit. Insbesondere dann, wenn es draußen „stürmt" und du zu viel Informationen, Manipulationen, Fake's und einer Scheinwelt ausgeliefert bist.
5. Habe so viel positive Gefühle und Dankbarkeit in dir wie nur irgend möglich, dann kann dich nichts im außen umwerfen.

Die Befolgung dieser 5 Grundregeln wird dich auf Dauer glücklich machen und du wirst dein stressfreies Leben genießen können.

102. Nach welchen Werten und Regeln lebst du?

Deine Werte steuern deine Entscheidungen und auch deine Lebens Sicht. Somit beeinflussen deine Werte deine Emotionen und Gefühle. Die Werte und die damit verbundenen Regelstrukturen dazu sind also zwei Kräfte, die alles in deinem Leben beeinflussen.

Die eigenen Werte und Regelstrukturen zu erkennen ist ein echter Erfolgs-Schlüssel, da du die in dir verankerten Muster und Programme so auf eine vollkommen neue Art und Weise kennenlernst.

Es gibt 2 Arten von Werten, die Hin-Werte – also die Werte, die dir wichtig sind und nach denen du strebst und auf der anderen Seite die Weg-Wert – also die Werte, die du vermeiden willst, die du ablehnst und verabscheust. Diese Werte sind zudem verknüpft mit Regeln, die du festgelegt hast.

Diesen Werten hast du zusätzlich Prioritäten gegeben, das heißt du fokussierst dich darauf Weg-Werte zu vermeiden oder mehr Hin-Werte in dein Leben zu ziehen. Das ist abhängig von deiner eigenen „Lebenssichtbrille", durch die du nur das siehst, das durch deine Werte-Struktur fokussier wird.

Um das Ganze noch deutlicher zu machen, solltest du dir etwas Zeit nehmen und die folgende Übung durchführen. Diese Übung ist sehr wichtig, da du nur wenn du dir die Werte und Regeln ins Bewusstsein holst dies auch verändern kannst. Dazu ist es wichtig, dass du dich selbst reflektierst, auf deine Werte und Regeln blickst und bei dieser Übung sehr offen und ehrlich zu dir selbst bist.

Hinweis: Formuliere deine Hin-Werte weich und die dazugehörigen Regeln leicht erfüllbar. So bist du schneller glücklich und zufrieden.

Formuliere gleichzeitig deine Weg-Werte überzogen detailliert und klar und die dazugehörigen Regeln komplex und hart, so wirst du dich viel schwerer schlecht und unglücklich fühlen.

Ein Beispiel für einen Hin-wert und eine damit verbundene Regel:
Bedeutung (Hin-Wert): Immer wenn ich im Fußball das entscheidende Tor schieße, fühle ich mich bedeutsam und wichtig (Regel für den Hin-Wert).

Ein Beispiel für einen Weg-Wert und eine damit verbundene Regel:
Zweifel (Weg-Wert): Immer wenn ich eine neue Aufgabe bekomme, die ich zum ersten Mal machen muss, zweifle ich an meinen Fähigkeiten (Regel für den Weg-Wert).

Deine aktuellen Hin-Werte und Regeln:

1. Nehme dir ein Blatt Papier und mache dir zwei Spalten.
2. Trage dir in die linke Spalte deine aktuellen fünf größten Hin-Werte ein. Frage dich dazu die folgende Frage: Was war für mich bislang im Leben am Wichtigsten?
3. Fülle anschließend die rechte Spalte aus und eruiere die dazugehörigen Regeln für deine Hin-Werte. Fragen dich dazu: Was musste geschehen, damit ich mich ... (Hin-Wert einfügen) gefühlt habe? Hier ein Beispiel dazu:

Hin-Wert
z.B.: Unabhängigkeit
die dazugehörige Regel:
Wenn ich keine Vorgaben von außen habe und frei entscheiden kann was ich mache und in der Regel das mache, was mir Spaß macht fühle ich mich unabhängig.

Deine aktuellen Weg-Werte und Regeln:

1. Nehme dir ein neues Blatt Papier und mache dir wieder zwei Spalten.
2. Trage dir in der linken Spalte deine aktuellen fünf größten Weg-Werte ein. Frage dich dazu die folgende Frage: Was waren in der Vergangenheit die Gefühle, für die ich alles getan hätten, um sie zu vermeiden?
3. Fülle anschließend die rechte Spalte aus und eruieren die dazugehörigen Regeln für deine Weg-Werte. Fragen dich dazu: Was müsste geschehen damit ich mich ... (Weg-Wert) gefühlt habe?

Weg-Wert

z.B. Zweifel

die dazugehörige Regel:

Immer, wenn ich nicht schon Wochen vorher genug Teilnehmer für ein Seminar hatte, habe ich daran gezweifelt ob das der richtige Weg ist.

Wenn du diese Übung gemacht hast geht es nun um die neuen Hin-Werte. Welche Hin-Werte willst du zukünftig.

Hinweis: Auch hier gilt wieder: Formuliere deine Hin-Werte weich und die dazugehörigen Regeln leicht erfüllbar.

Trage dir also nun deine aktuellen drei größten Hin-Werte ein. Frage dich dazu die folgende Frage: Was willst du wirklich? Was ist dir im Leben am wichtigsten? Fülle anschließend die dazugehörenden Regeln aus. Fragen dich dazu: Was muss geschehen, damit ich mich zukünftig ... (Hin-Wert einfügen) fühle? Hier ein Beispiel dazu:

Hin-Wert

z.B. Wachstum + Beitrag

die damit verbundenen Regeln lauten:

Etwas Neues lernen (egal in welchem Bereich) oder etwas Neues zu entdecken/sehen/erleben oder einem Menschen helfen in die Veränderung zu gehen oder einen Beitrag/eine Aktion im Bereich Coaching, Marketing, Seminar, Buch zu schreiben oder etwas Neues zu kreieren - egal in welchem Medium und auf welche Art und Weise.

Jetzt geht es um die Neuen Weg-Werte. Notiere dir die 3 wichtigsten Weg-Werte und mache dir auch hier Prioritäten.

Hinweis: Auch hier gilt wieder: Formuliere deine Weg-Werte überzogen detailliert und klar und die dazugehörigen Regeln komplex und hart.

Stelle dir für deine Weg-Werte folgende Fragen: Was willst du nicht mehr in deinem Leben? Was hindert dich in deinem Leben daran ein glückliches, zufriedenes und erfülltes Leben zu führen? Fülle anschließend die dazugehörenden Regeln aus. Frage dich dazu: Was muss geschehen, damit ich mich zukünftig nicht mehr ... (Weg-Wert einfügen) fühle?

Weg-Wert
z.B. Unzufriedenheit
die damit verbundenen Regeln lauten:
Keinen einzigen Kunden im Monat mehr zu haben und keinem Menschen/Tier/der Natur helfen zu können und kein Geld mehr auf dem Konto zu haben und nichts Neues zu lernen und zu erleben und zu sehen und nichts zu erleben für was man Dankbar sein könnte.

Diese Übung dauert etwas länger, aber sie ist extrem wichtig um sich selbst vor Augen zu führen was dein Leben bestimmt. Nehme dir die Zeit – es lohnt sich. Ich bin sicher, wenn du diese Übung gemacht hast wird dir das ein oder andere - was vielleicht nicht so gut gelaufen ist in deinem Leben klarer. Nur wenn du dich dessen bewusst bist kannst du auch etwas ändern – also los geht´s, fang an…

103. Was ist dein Lebenssinn? Wer oder Was möchtest du im Leben sein?

Kennst du deinen Lebenssinn? Wenn du deinen Lebenssinn lebst wirst du automatisch glücklicher, weil du dann das macht, was dich von ganzem Herzen erfüllt! Eben das, für was du wirklich brennst.

Ich habe dazu ein Konzept erstellt, das aus mehreren Fragen besteht. Wenn all diese Fragen beantwortet sind, dann kommst du unweigerlich zu deinem individuellen Lebenssinn.

Bei der Beantwortung dieser Fragen wirst du durch mich unterstützt, so dass du über Coaching und Mentaltraining tiefer in dein „Inneres" schauen kannst und dein wahres Selbst entdecken kannst. Weitere Informationen erhältst du unter: marketingberatung-coaching.de.

Vielleicht kennst du deinen wahren Lebenssinn aber auch schon und traust dich nicht ihn zu leben? Dann hilft dir vielleicht diese Aussage dich endlich auf den Weg zu machen: Es geht im Leben nicht um das Haben, also darum Dinge zu besitzen, sondern um das Sein - um die Erfahrungen und das Erleben. Was könnte da schöner und erfüllter sein als seinen Lebenssinn zu leben?

104. Die Menschen um dich herum sind dein Spiegel

Das hört sich jetzt erstmal ein bisschen komisch an, aber so ist es, denn die Menschen, denen du im Leben begegnest, spiegeln dich wider. Ein altes Sprichwort besagt: „Der kürzeste Weg zwischen zwei Menschen ist ein Lächeln." Wenn Du lächelst und glücklich bist, werden die Menschen um dich herum auch glücklich sein und viel offener. Das gleich gilt natürlich auch für negative Emotionen wie Traurigkeit und Frust.

Der Kritiker sieht sich selbst als kritisch und mag sich selbst nicht. Der der wütend auf andere ist, ist somit in Wahrheit wütend auf sich selbst. Du selbst bist in dem Moment die Projektionsfläche.

Was siehst du in den Menschen, die dich umgeben? Freud oder Leid?

Frage dich: Was von diesem negativen Verhalten trage ich in mir selbst oder hatte ich mal in mir. Wenn du dich über andere Menschen ärgerst, dann hat das immer etwas mit dir selbst zu tun. Die anderen sind ein Spiegel deiner selbst. Du kannst also so deine eigenen Fehler entdecken. Wenn du dir diese Fragen stellst wirst du automatisch milder mit anderen Menschen und dir selbst. Du wirst auch erkennen: „Keiner ist perfekt – selbst du nicht!".

105. Du kannst nur dich selbst ändern

Gebe endlich auf, du kannst andere Menschen nicht ändern. Es sei denn dieser Mensch will es auch und er ist bereit dazu. Das muss aber aus ihm selbst kommen und nicht, weil du es gerne hättest. Natürlich meinst du es ja nur gut, denn du willst ja nur helfen, aber die Entscheidung hat immer noch jeder erwachsene Mensch für sich selbst. Machen dir die Probleme anderer nicht zu deinen Problemen. Das gilt für alle Bereiche. Auch für einen Suchtkranken. Wenn ein Alkoholiker sich nicht helfen lassen will, dann kannst du nichts tun. Du kannst nur etwas für dich selbst tun. So schwer das jetzt auch für dich klingen mag, ändern kannst du dich nur selbst.

106. Lache so oft es geht

Nehme dir Zeit um Spaß zu haben. Lachen ist eine der besten Maßnahme gegen Stress. Lachen sorgt für Entspannung – immer! Es entspannt dein Gesicht und das führt automatisch zu positiven Glücksgefühlen, denn hier wird das Glückshormon Serotonin freigesetzt.

Wer sich innerlich gut fühlt, der denkt meistens auch sehr viel positiver. Also, einfach einmal laut und herzhaft lachen – auch, wenn es dafür keinen bestimmten Grund gibt. Lachen ist sehr wichtig für dein eigenes Wohlbefinden.

Wenn du es leiser magst, kannst du auch einfach die Augen schließen, dich entspannen und lächeln. Das hat die gleiche Wirkung. Lächle auch am Telefon – dein Gegenüber wird das spüren.

Lache einfach jeden Tag – wenn nötig über dich selbst. Oder noch besser lächle deine Mitmenschen an. In der Regel bekommst du sehr oft ein Lächeln zurück, was letztendlich noch mehr gute Gefühle gibt.

Übrigens: Lachen ist das einzige, was sich vermehrt, wenn du es teilt bzw. verschenkst. Probiere es einfach einmal aus.

107. Sei außergewöhnlich!

Die Regel ist ganz einfach: „Wenn du ein außergewöhnliches Leben führen willst, dann musst du auch außergewöhnlich sein". Um außergewöhnlich zu sein, musst du Dinge tun, die sonst niemand tun würde.

Eine chinesische Weisheit lautet: „Wenn ein Drache steigen will, muss er gegen den Wind fliegen". Überlege dir bitte mal: Welche außergewöhnlichen Menschen kennst du persönlich, vielleicht aus Funk und Fernsehen oder aufgrund der Geschichte? Waren diese Menschen gewöhnlich oder außergewöhnlich. Haben diese Menschen etwas gemacht, was außerhalb der Norm war?

Tu es ihnen gleich – Sei einfach außergewöhnlich, dann ist es dein Leben auch.

Ein glückliches, zufriedenes und erfülltes Leben führen kann jeder!

Mal ganz ehrlich: Wenn ich das Leben meiner Träume führen kann warum solltest du das dann nicht auch können? Es gibt keinen – zunächst – ersichtlichen Grund dafür, dass du das nicht kannst. Der wirklich einzige Grund bis du selbst!

Dabei ist es so einfach und zum Greifen nah, denn du bist immer nur eine Entscheidung von einem vollkommen neuen Leben entfernt. Aus diesem Grund musst du dich genau jetzt entscheiden was DU willst. Willst du in deinem „Hamsterrad", in der „Komfortzone" bzw. in deinem vielleicht nicht so erfüllten Leben bleiben oder fängst du an etwas zu (ver)ändern? Es liegt einzig und allein an DIR. Ich habe dir jede Menge Werkzeuge bzw. Tipps und Tricks an die Hand gegeben. Hier ist sicher auch etwas für dich dabei, aber das Werkzeug benutzen musst du schon selbst. Fange an und warte bitte nicht auf den idealen Zeitpunkt. Der ideale Zeitpunkt ist nämlich genau jetzt!

Vielleicht hast du nun Lust auf eine letzte Übung? Wenn du möchtest kannst du bei der Durchführung auch die Augen schließen:

Stelle dir doch mal vor, wie sich dein Leben entwickelt, wenn du jetzt nichts unternimmst, wenn du jetzt nichts änderst? Wo stehst du in 5, 10 oder 15 Jahren? Wie siehst du dann aus, wie ist es dann um deine Gesundheit bestellt?

Welche Personen befinden sich dann noch bei dir? Wo und vor allen Dingen wie lebst du dann? Versuche dein Leben, wenn du so weitermachst wie bisher möglichst genau visuell auszumalen. Wichtig ist dabei auch wie du dich dabei fühlst. Bist du mit deinem Leben zufrieden? Oder ist es vielleicht so, dass du unzufrieden und krank bist? Dass dein Leben trostlos ist?

Jetzt mache die gleiche Übung bitte noch einmal, jetzt stelle dir dein Leben vor, wenn du genau jetzt anfängst etwas zu verändern. Dein Leben in den Griff nimmst, an dir arbeitest, mutig bist und trotz Angst und Zweifel die Dinge, die dich stressen aktiv veränderst. Wo befindest du dich nun in 5, 10 oder 15 Jahren? Wie siehst du aus, wie ist es dann um deine Gesundheit bestellt? Welche Personen befinden sich dann noch bei dir? Wo und vor allen Dingen wie lebst du dann? Versuche dir dein Leben, wenn du genau jetzt aktiv etwas in deinem Leben änderst wieder möglichst genau visuell auszumalen. Wie fühlst du dich jetzt? Bist du jetzt glücklich? Fühlst du dich frei, gesund, zufrieden. Lebst du dein Traumleben? Lebst du nun ein glückliches, zufriedenes und erfülltes Leben?

Letztendlich ist es deine Entscheidung wie du jetzt lebst und wie du in der Zukunft leben willst. Aus eigener Erfahrung kann ich dir jedoch sagen: Fange an jetzt etwas zu ändern, denn du lebst nicht ewig und es wäre schade nicht das Leben zu leben, dass du dir wünschst.

Jeder Mensch hat es verdient ein glückliches, zufriedenes und erfülltes Leben zu führen.

Das wünsche ich dir von ganzem Herzen. Ich habe es geschafft und DU schaffst das auch!

Ich glaube an dich! Aber noch viel wichtiger ist, dass du an dich selbst glaubst, denn dann ist alles möglich!

Ich wünsche dir von Herzen ein glückliches, zufriedenes und erfülltes Leben deine Daniela Lechler

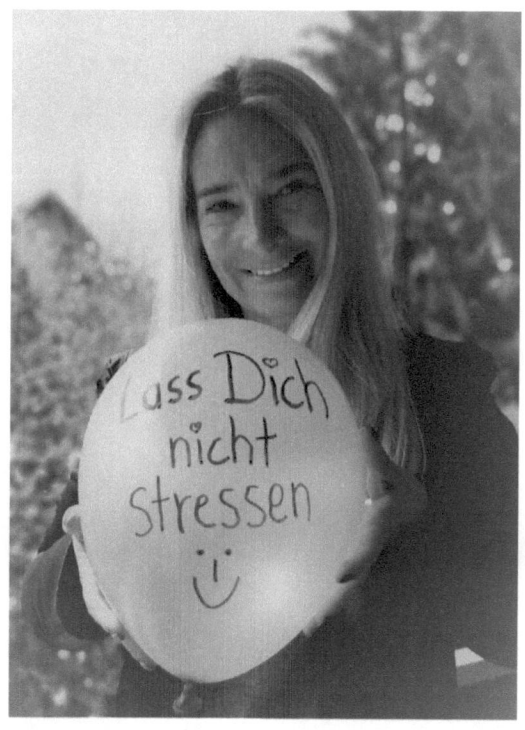

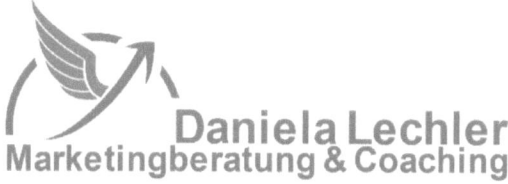

Hier noch ein allerletzter Tipp: Vergesse bitte nicht deine kostenlose Checkliste unter:

www.marketingberatung-coaching.de/buecher

herunterzuladen. Mit dieser wertvollen Hilfe kommst du noch schneller und effektiver zu deinem Ziel bzw. deinem Traumleben.

Haftungsausschluss

„Die Verwendung der Informationen in diesem Buch und die Umsetzung derselben erfolgt ausdrücklich auf eigenes Risiko. Der Autor kann für etwaige Unfälle und Schäden jeder Art, die sich bei der Umsetzung ergeben, aus keinerlei Rechtsgrund die Haftung übernehmen. Haftungsansprüche gegen den Autor für Schäden jeglicher Art, die durch die Nutzung der Informationen in diesem Buch bzw. durch die Nutzung fehlerhafter und/oder unvollständiger Informationen verursacht wurden, sind ausgeschlossen. Folglich sind auch Rechts- und Schadenersatzansprüche ausgeschlossen. Der Inhalt dieses Werkes wurde mit größter Sorgfalt erstellt und überprüft. Der Autor übernimmt keine Gewähr und Haftung für die Aktualität, Korrektheit, Vollständigkeit und Qualität der bereitgestellten Informationen. Druckfehler können nicht vollständig ausgeschlossen werden. Weiterhin beruht der Inhalt dieses Werkes auf persönlichen Erfahrungen und Meinungen des Autors. Der Inhalt darf nicht mit medizinischer Hilfe verwechselt werden."